오늘부터 어깨통증과 이별합니다

이영석

오늘부터 어깨통증과 이별합니다

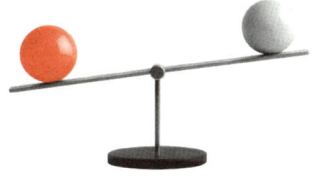

이영석 지음

피톤치드

추천사

의사로 살아온 지난 수십 년의 시간 동안, 저에게 가장 큰 기쁨은 고통받던 환자가 환한 미소로 진료실 문을 나설 때였습니다. 그리고 그보다 더 큰 보람이 있다면, 스승으로서 저와 같은 길을 걷는 제자가 환자의 아픔을 자신의 것처럼 여기며 그 해답을 한 권의 책으로 엮어 세상에 내놓을 때일 것입니다.

어깨 관절은 우리 몸에서 가장 자유롭지만, 그 자유를 위해 가장 많은 것을 희생하는 관절입니다. 360도 전 방향으로 움직이기 위해 뼈와 인대, 근육이 층층이 쌓인 복잡한 구조를 택했기 때문입니다. 그래서 어깨는 한 번 고장이 나면 원인을 찾기가 매우 까다롭습니다. 환자들은 "팔을 들 때만 아프다", "밤만 되면 어깨에 불이 난 것 같다", "검사 결과는 정상이라는데 왜 나는 아픈 거냐"며 답답함을 호소합니다.

이런 환자들의 간절한 물음에 대해, 제자 이영석 원장은 늘 정면으로 마주해왔습니다. 삼성서울병원에서 함께 수련하던 시절부터 이 원장은 단순히 병명만을 쫓는 의사가 아니었습니다. 그는 환자의 생활 습관과 통증의 양상을 집요하게 파고들며, 어떻게 하면 환자가 더 쉽고 빠르게 일상으로 돌아갈 수 있을지를 고민하던 학구적이고 모범적인 의사였습니다.

이번에 새롭게 집필한 《오늘부터 어깨통증과 이별합니다》는 그가 지난 세월 현장에서 치열하게 고민하고 치료해 온 경험의 정수를 담고 있습니다. 이번 신간에서 특히 눈여겨볼 점은 환자와의 '공감'입니다. 의학적인 전문 지식을 나열하는 데 그치지 않고, 환자들이 진료실에서 미처 묻지 못한 사소한 의문들까지 세심하게 파헤쳤습니다.

스승으로서 이 책을 읽으며 저는 이 원장의 시선이 시종일관 환자를 향해 있음을 느꼈습니다. 어려운 의학 용어를 누구나 이해하기 쉬운 언어로 풀어내고, 스스로 관리할 수 있는 운동법까지 꼼꼼히 챙긴 이 책은 친절한 상담 의사가 곁에 있는 듯한 든든함을 줍니다.

모름지기 두려움이란 원인을 모를 때 더 커지는 법입니다. 이 책은 여러분의 어깨가 보내는 신호를 정확히 읽어주고, 막막한 통증의 터널을 빠져나갈 수 있는 가장 빠르고 안전한 지도를 제시해 줄 것입니다. 사랑하는 제자가 정성껏 차려낸 이 지식의 성찬이, 건강한 어깨로 다시금 활기찬 삶을 시작하고자 하는 모든 분께 최고의 선물이 되기를 기원합니다.

유재철 교수 삼성서울병원 정형외과

임상에서 바로 적용할 수 있는 실용적인 내용들이 가득해, 어깨 통증을 진료하는 모든 의료진에게 큰 도움이 될 책이라고 확신합니다.

많은 환자에게 더 정확한 진단과 치료로 이어질 수 있는 훌륭한 길잡이가 될 것이고, 앞으로도 더 큰 활약을 기대하겠습니다. 다시 한번 출간을 진심으로 축하드립니다.

정중열 교수 한림대학교 동탄성심병원 정형외과

어깨는 우리 몸에서 가동 범위가 가장 넓은 관절인 동시에, 일상에서 가장 많이 쓰이는 곳입니다. 하지만 아이러니하게도 그만큼 손상되기 쉽고, 통증이 시작되면 삶의 질을 급격히 떨어뜨리는 부위이기도 합니다. 진료실에서 만나는 수많은 환자가 "도대체 왜 아픈 것인지?", "수술만이 정답인지?"를 묻습니다. 그때마다 저는 복잡한 의학적 지식을 환자의 눈높이에서 명쾌하게 설명해 줄 수 있는 길잡이가 절실하다고 느껴왔습니다.

이 책은 바로 그 갈증을 해소해 주는 단비 같은 존재입니다. 단순히 질환의 증상을 나열하지 않고 어깨 관절의 구조부터 오십견, 회전근개 파열 등 대표 질환의 원인을 짚어주고, 환자들이 가장 궁금해하는 치료와 예방법까지 담아냈습니다.

무엇보다 환자를 향한 저자의 따뜻한 진심이 행간마다 묻어납니다. 자칫 딱딱할 수 있는 의학 정보를 누구나 이해하기 쉽게 풀어낸 배려와 일상에서 스스로 건강을 지킬 수 있도록 돕는 예방 수칙들은 이 책이 단순한 의학 정보서를 넘어 하나의 '격려'로 다가옵니다.

어깨 통증으로 밤잠을 설치며 막막해하던 분들에게 이 책을 권합니다. 이영석 원장의 친절한 안내를 따라가다 보면, 통증이라는 긴 터널을 지나 다시 건강하고 활기찬 일상으로 돌아가는 확신을 얻게 될 것입니다. 어깨 건강을 지키고자 하는 모든 이들에게 든든한 등불이 되어줄 이 책의 출간을 진심으로 축하하며 기쁜 마음으로 추천합니다.

고경환 교수 서울아산병원 정형외과

이 책은 단순히 어깨 통증을 설명하는 데 그치지 않습니다. 많은 환자의 사례와 임상 경험을 토대로, 통증의 원인에서부터 정확한 진단, 치료 방법의 선택, 그리고 기능 회복 치료에 이르기까지 어깨 건강 회복을 위한 전 과정을 친절하고 명확하게 풀어냈습니다. 환자의 눈높이를 잃지 않으면서도, 오랜 임상 경험을 가진 의사의 시각으로 담백하게 정리된 내용은 누구에게나 쉽게 다가옵니다.

어깨 통증으로 고생하는 환자뿐 아니라 물리치료사, 그리고 진료를 시행하는 의사들에게도 든든한 길잡이가 되어줄 필독서입니다.

김수철 교수 삼성서울병원 정형외과

어깨 통증은 원인이 다양한 만큼, 환자들은 정보의 홍수 속에서 길을 잃기 쉽습니다. 저의 오랜 후배인 이영석 원장이 진료실에서 환자들이 가장 궁금해하는 질문을 통해 그 혼란을 명쾌하게 정리해 주었습니다. 이 책은 단순히 질환을 나열하는 의학 서적을 넘어, 환자의 아픔에 공감하고 실질적인 해결책을 제시하는 '친절한 가이드북'

입니다. 비수술적 치료부터 수술 후 재활, 그리고 일상 속 밸런스 운동까지 정형외과 전문의로서의 깊은 통찰이 고스란히 담겨 있습니다. 통증으로 밤잠을 설치며 수술과 비수술 사이에서 고민하는 분들이라면, 저자가 이 책에 쏟아부은 임상 경험과 진심에 귀를 기울여 보십시오. 건강한 어깨를 되찾아 활기찬 일상으로 복귀하고자 하는 모든 이들에게 이 책이 가장 명확한 이정표가 되어줄 것입니다.

김민수 교수 국립중앙의료원 정형외과

인생의 무게를 지고 계신
여러분의 어깨를 응원합니다

우리는 모두 무언가를 어깨에 짊어지고 살아갑니다. 출근길 아침마다 가장의 어깨에 드리워진 무거운 서류 가방, 가족들의 저녁 밥상을 위해 주부의 팔뚝에 들린 무거운 장바구니, 야간 자율학습으로 지친 학생들의 양어깨에 메진 무거운 책가방. 어깨는 오늘도 쉬지 못하고 있습니다. 어디 그뿐인가요? 우리네 일상도 지친 어깨에 삶의 무게를 더합니다. 밤늦게까지 켜져 있는 모니터 앞에서 구부정해진 자세, 퇴근 후에도 놓을 수 없는 스마트폰. 그리고 물리적 무게보다 더 무거운, 보이지 않는 책임과 걱정과 기대들. 우리의 어깨는 하루하루 이 모든 걸 묵묵히 견뎌내고 있습니다. 어느 날 문득 팔을 머리 위로 들어 올리는 것조차 힘들어질 때, 뒷목이 뻐근하고 어깨는 돌덩이처럼 굳어 있는 걸 느낄 때, 우리는 그제야 깨닫습니다. '아, 어깨가 쉬고 싶다고 아우성을 치고 있구나.'

아픈 어깨는 열심히 살아온 훈장

어깨 통증으로 일상이 무너진 김 씨 할머니도 그랬던 것 같습니다. 할머니는 충남 금산에서 오십 년 넘게 깻잎과 고추 농사를 지으셨다고 합니다. 농사가 다 그렇듯 그간 낮이고 밤이고 밭에서 일하시며 너무 무리하셨는지 몇 해 전부터 납덩어리가 위에서 내리누르는 듯 어깨가 천근만근이었고 작년부터는 어깨가 아예 올라가지도 않았다고 합니다. 그날도 안 오시겠다는 걸 아드님이 직접 차로 모시고 오겠다고 사정해서 겨우 시간을 낸 것이었죠. "에그, 늙으면 죽어야지. 시방 뭐 할라꼬 예까정 날 대꾸와?" 푸념 섞인 한탄을 늘어놓는 할머니의 얼굴을 뵈니 이마에 패인 깊은 주름만큼 지난 세월 감당하신 고통의 깊이와 삶의 무게도 커 보였습니다.

당장 진찰에 들어갔습니다. 할머니의 아픈 어깨를 초음파로 확인해보니 아무리 짧게 잡아도 6~7년 전에 이미 오십견이 와서 그대로 굳어진 상태로 보였습니다. 아마도 철마다 농사짓느라 당신을 위해 단 하루의 시간도 낼 수 없었을 테지요. "이래 봬도 이 어깨로 우리 자식덜 다 키웠어." 아픈 와중에도 할머니의 강단 있는 목소리에서 자부심이 묻어나는 것 같았습니다. 할머니의 어깨에는 평생 고단했던 삶의 무게가 새겨져 있었던 건 아니었을까? 그러고 보

오늘부터 어깨통증과 이별합니다

니 꼬부랑 할머니처럼 굽어버린 등, 한쪽으로 올라간 어깨, 피곤으로 두꺼워진 승모근. 그것은 할머니에게 당장 떨쳐내고 싶은 통증이면서 동시에 자랑스러운 훈장이기도 했던 겁니다.

어쩌면 우리는 어깨 통증을 통해 자신이 걸어온 길을 돌아보게 되는지도 모릅니다. 내가 어떤 무게를 지고 살아왔는지, 무엇을 너무 오래 움켜쥐고 있었는지, 어떤 자세로 세상과 마주하고 있었는지 말이죠. 할머니를 보면 어깨 통증이야말로 한 사람이 걸어온 인생의 궤적이자 어깨로 꾹꾹 눌러쓴 비망록이라는 생각이 들었습니다. "할머니, 앞으로도 여러 번 내원하셔야 해요. 이제부터는 아드님 말씀 잘 들으세요. 귀찮다고 빠지시면 안 돼요, 이셨죠?" 브리즈망 치료를 받고 진료실을 나가시는 할머니에게 손가락까지 걸고 약속을 받아두었습니다. 한결 가벼워진 어깨가 마냥 신기하신지 연신 제 앞에서 어깨를 돌리시는 할머니 입가에는 옅은 미소가 보였습니다.

지금 여러분의 어깨가 아픈 이유

어쩌면 어깨는 우리 몸에서 가장 정직한 부위인지도 모릅니다. 삶의 무게가 쌓인 것은 쌓인 대로, 아픔을 견딘 것은 견딘 대로 고스란히 통증으로 말하니까요. 우리가 의식하지 못하는 사이에 두 어깨는 삶의 모든 걸 떠안고 있습니다. 아침에 일어나 무심코 핸드폰을 집어 드는 순간부터 어깨의 고단한 하루는 시작됩니다. 고개를 숙이는 각도만큼, 몸을 한쪽으로 비트는 만큼 어깨에 실리는 무게가 늘어난다는 걸 우리는 모르고 살아갑니다. 아니, 알지만 애써 부정하며 사는지도 모르겠어요. 그러나 보이지 않는 무게지만, 우리 어깨는 또렷이 기억하고 있죠.

출근길 한쪽 어깨에 멘 가방끈이 무거워질 때쯤, 책상 앞에 앉아 연신 키보드를 두드리며 구부정하게 구부린 허리에 부담이 가중될 때쯤, 퇴근 후 소파에 비스듬히 누워 TV를 보는 목이 뻣뻣해질 때쯤, 묵묵히 버티던 어깨는 기어코 비명을 지르기 시작합니다. 근육은 수축하고, 혈관은 좁아지고, 신경은 한쪽으로 눌리는 형국이 반복되면서 영원히 인연이 없을 것 같던 자신에게도 오십견이 찾아온 것입니다. 지금 어깨가 아픈 건 여러분이 그만큼 하루하루를 열심히 살았다는 증거이기도 합니다. 이는 우리가 늘 쓰는 표현에서도 잘 알 수 있죠. 마감에 쫓기는 직장인의 어깨, 가족을 책임져야 하는 가장의 어깨, 기대를 저버리진 않을까 두려운 자녀의 어깨에 대해 '어깨가 무겁다'라는 표현을 쓰니까요. 우리는 보이지 않는 책임감의 무게, 의무감의 무게를 그렇게 어깨에 올려놓고 살아가는지도 모릅니다.

흥미로운 건 어깨 관절의 구조입니다. 우리 몸에서 가동 범위가 가장 넓은 관절이지만, 동시에 가장 불안정한 관절이기도 하기 때문이죠. 신은 우리 어깨에 가장 많은 자유를 허락하셨지만, 동시에 가장 섬세하고 위태로운 관절을 함께 주셨습니다. 그래서 평소 어깨 관절에는 자유로움과 취약함이 공존한다고 환자분들에게 종종 말합니다. 마치 우리네 인생처럼 말이죠. 많은 것을 할 수 있기에 많은 것을 어깨 위에 올려놓게 되고, 그렇기에 오늘도 여러분의 어깨는 쉽게 아프고 쉽게 다칩니다. 지금 여러분의 어깨가 아픈 건 다 그 때문이에요.

아파보면 어깨가 왜 소중한지 알게 됩니다

"어깨 통증을 앓아본 사람은 알아요. 세수하는 것도, 머리 감는 것도, 냉장고에서 물통을 꺼내는 것도 얼마나 버겁고 힘겨운 일인지." 진료실을 찾은 30대 여성 환자 지혜 씨(가명)가 의자에 앉자마자 저에게 하소연을 늘어놓습니다. 지혜 씨는 자신이 이러다가 영영 어깨를 못 쓰는 장애를 깊게 될까 뇌 겁을 먹고 있었죠. '그간 얼마나 힘드셨을까?' 지혜 씨의 손을 꼭 잡아드리며 "안심하세요. 반드시 나을 수 있어요."라고 위로의 말을 건네자 지혜 씨는 닭똥 같은 눈물을 뚝뚝 흘렸습니다. 아파보면 건강의 소중함을 안다는 말이 있습니다. 일상의 사소한 동작들 하나하나가 얼마나 어깨에 의존하고 있었는지 아파보면 깨닫게 됩니다.

건강할 때는 당연했던 것들이 소중해지는 건 건강에 이상 신호가 켜졌을 때부터입니다. "어깨 통증은 사실 멈추라는 신호였어요. 계속 앞으로만 달려가던 제 삶에 제동을 거는 몸의 지혜였던 것 같아요." 지혜 씨의 고백은 어쩌면 여러분 모두의 고백이 아닐까 합니다. 무작정 강한 것이 미덕이 아니라 적절히 무게를 분산하고, 때로는 내려놓을 줄 아는 것이 진짜 힘이라는 걸 말해주기 위해 여러분의 어깨는 지금 열심히 여러분에게 메시지를 보내고 있는지도 모릅니다. 지금도 가끔 어깨가 묵직할 때면, 날씨가 흐리거나, 스트레스가 쌓이거나, 오래 앉아 있었을 때면 이건 어깨가 보내는 알림이라는 것을 알아야 합니다. '잠깐, 지금 네가 어깨에 너무 많이 올려놓고 있어. 조금 내려놓진 않을래?'

이런 분에게 이 책을 권합니다

이 책을 본격적으로 쓰기 시작한 계기는 진료실에서 만난 수많은 환자의 이야기 때문이었습니다. "선생님, 어깨가 너무 아파요. 약을 먹어도 낫지 않아요. 그냥 이대로 참고 살아야 할까요?" 통증을 참는 게 미덕인 양, 아픔이 삶의 일부인 양 그저 받아들이고 사시는 분들이 너무 안타까웠습니다. 어깨 통증은 단순히 일상의 불편함을 넘어섭니다. 우리의 일상과 관계를, 나아가 삶의 질을 떨어뜨립니다. 사랑스러운 아기를 안아 올릴 수 없는 엄마의 마음, 통증으로 뒤척이다가 날밤을 지새우는 아빠의 고통, 팔을 제대로 들어올리지 못해 힘들어하는 할머니의 한숨, 이 모든 게 어쩌면 우리 몸에서 천덕꾸러기 취급을 받아왔던 어깨라는 작은 부위에서 시작된 문제입니다.

하지만 포기하기에는 아직 이릅니다. 어깨 통증은 반드시 치료될 수 있기 때문입니다. 간단한 시술로도 오십견을 비롯한 여러 어깨 질환을 고칠 수 있고, 가벼운 스트레칭과 운동으로도 어깨 통증을 미리 예방할 수 있습니다. 이 책에는 어깨의 해부학적 구조부터 통증의 원인, 일상에서 실천할 수 있는 예방법과 관리법, 그리고 언제 전문가의 도움을 받아야 하는지에 대한 실질적인 정보가 가득 담겨 있습니다. 어렵고 딱딱한 의학 용어 대신, 독자 여러분들이 쉽게 이해하고 바로 실천할 수 있는 평이한 언어로 쓰려고 노력했습니다. 또한 여러분이 쉽게 공감할 수 있도록 제가 진료실에서 직접 만났던 환자들의 증상과 치료 사례를 함께 넣었습니다.

여러분의 어깨는 그동안 여러분을 위해 정말 많은 일을 해왔습니다. 이제는 그 어깨를 여러분이 돌볼 차례입니다. 이 책이 그 여정에 작은 동행이 되었으면 합니다. 인생의 무게는 여전히 무겁겠지만, 적어도 그것을 견디는 어깨만큼은 건강하고 든든하게 지켜드리고 싶습니다. 여러분의 어깨가, 여러분의 일상이 조금 더 가벼워지기를 진심으로 바랍니다. 여러분의 어깨를 응원합니다. 감사합니다.

성누가병원 어깨지킴이

이영석 원장 드림

목차

1부
어깨 통증에 관한
사소하지만 불편한 진실

6부
밸런스를 통해
건강한 어깨를 되찾는 비법

"이 세상의 모든 인간은
각자 어깨에 짐을 하나씩 지고 다닌다."

오노레 발자크

1부

어깨 통증에 관한 사소하지만 불편한 진실

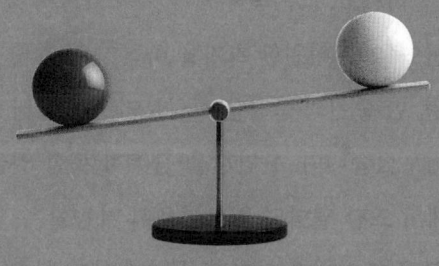

1
어깨가 아픈 이유가 과연 어깨 때문일까?

"선생님, 안녕하세요. 오른쪽 어깨가 너무 아파서 왔어요."

지루한 여름이 가고 시원한 초가을 바람이 기분 좋게 코끝을 간질이던 어느 날, 한 중년의 점잖은 여성분이 진료실의 문을 열고 조심스럽게 들어오셨습니다. 불안감을 감추지 못한 얼굴과 한층 찡그린 양미간에서 그간 얼마나 힘드셨을지 가늠할 수 있을 것만 같았습니다. 그분은 자리에 앉자마자 주변에 못다 한 하소연을 저에게 마치 봇물 터지듯 늘어놓기 시작했습니다.

"벌써 몇 달은 된 것 같아요. 처음에는 그냥 좀 뭉쳤나, 피곤해서 그런가 싶었는데, 시간이 지나도 나아지질 않고 계속 아프기만 해요. 요즘엔 너무 아파서 잠도 못 자요. 저 어떡해요."

요즘 주변에 이런 분들이 참 많습니다. 평소에 누가 어깨에 큼지막한 돌덩이 하나를 올려놓은 것처럼 묵직하고 뻐근해서 도통 잠을 이루지 못합니다. 밤늦게 야근하거나 스트레스를 많이 받은 날에는 누가 어깨를 바늘로 쿡쿡 쑤시는 것처럼 날카로운 통증도 느끼고요. 어깨가 아프다 보니 이젠 목덜미까지 뻣뻣하게 굳는 것 같습니다.

어깨가 아프다 보니 삶의 질은 뚝 떨어졌습니다. 너무 답답해서 병원에 가서 엑스레이도 찍어봤는데, 의사 선생님은 고개를 갸우뚱하시며 아무 문제가 없다고만 하십니다. 지푸라기라도 잡는 심정으로 물리치료를 받으면, 치료받을 때만 잠깐 시원할 뿐 자고 일어나면 또 똑같이 저려옵니다. 늘 곁에 두고 바르는 멘소래담이나 물파스는 이제 냄새 맡기도 짜증이 날 정도입니다.

"에고, 힘드셨겠네요." 위로를 건네니 금방이라도 울음을 터뜨릴 것 같은 표정을 짓습니다. "또 어디가 어떻게 아프세요?"라고 물으니 어깨 말고도 턱도 아프다고 하십니다. "이게 관련이 있는 건지는 잘 모르겠는데, 아침에 자고 일어나면 유독 턱이 뻐근해서 입이 잘 안 벌어질 때가 있어요. 입을 좀 크게 벌려 하품할라치면 턱에서 '딱' 하는 소리가 나서 깜짝 놀라고요. 그래서 그런지 요즘엔 편두통도 잦아요."

턱관절도 원인일 수 있어요

도미노 효과를 아시나요? 하나의 도미노가 바로 뒤에 놓인 도미노를 쓰러뜨리고, 그렇게 모든 도미노가 연쇄적으로 무너지는 상황 말입니다. 아무 상관 없어 보이는 턱관절도 어깨 통증의 원인일 수 있습니다. 우리 몸의 첫 번째 도미노라고 할 수 있죠. 그렇게 턱관절이 쓰러지면, 이어서 턱관절과 연결된 목뼈 1번과 2번이 넘어지고, 연이어 어깨와 척추, 골반, 다리까지 차례로 틀어지게 됩니다. 안면 비대칭이나 거북목, 척추측만증, 뒤틀린 어깨가 바로 이렇게 만들어지는 겁니다.

그럼 구조가 틀어지면 왜 온몸이 아플까요? 턱관절과 목뼈 주변에는 뇌와 신체를 연결하는 '신경 고속도로'가 지나갑니다. 이른바 뇌신경의 고속도로입니다. 그런데 구조가 뒤틀리면 이 신경 고속도로가 눌리거나 막히며 흐름에 방해가 발생하죠. 특히 우리 몸의 휴식과 소화를 담당하는 미주신경과 얼굴 감각을 담당하는 삼차신경에 대번 문제가 생깁니다. 이로 인해 원인 모를 두통과 어지럼증, 소화불량, 위산 역류, 수면장애, 만성피로, 심지어 우울감이나 불안감까지 나타나죠.

그래서 조금 이상한 말이지만 사실 어깨 문제는 어깨가 원인이 아닐 수 있습니다. 전체적으로 몸 전체의 밸런스가 깨진 것이고, 심지어 턱관절 문제일 수도 있죠. 근본 원인을 모르니까 여성분처럼 어깨가 아프면 어깨만 집중해왔던 겁니다. 턱관절이 일으킨 연쇄 반응을 도식으로 나타내면 다음과 같습니다.

머리가 기울어져요	어깨 높이가 달라져요	어깨 근육이 뭉쳐요
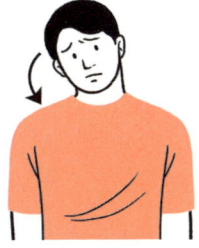	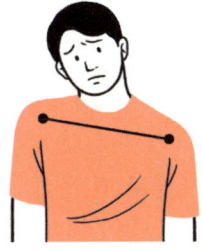	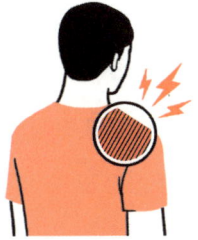
턱관절이 틀어지면 우리 몸은 균형을 잡기 위해 나도 모르게 머리를 기울입니다.	기울어진 머리에 따라 시선을 수평으로 맞추기 위해 자동으로 한쪽 어깨는 올라가고 반대쪽 어깨는 내려갑니다.	어깨 비대칭이 계속되면, 올라간 쪽 어깨의 근육(특히 승모근)은 늘 긴장하고 뭉쳐있게 됩니다. 바로 이 자세가 만성 어깨 통증과 결림의 원인이 됩니다.

하나의 블록으로 공든 탑이 무너져요

혹시 젠가(Jenga) 좋아하시나요? 아프리카 토속 놀이에서 유래했다는 젠가는 탑을 무너뜨리지 않고 중간 블록을 하나씩 빼는 게임입니다. 우리 몸은 이런 젠가 게임과 같아요. 우리 몸이 정교하게 쌓아 올린 젠가 블록이라고 상상해 봅시다. 비유하자면, 턱관절은 가장 아래에 있는 젠가 블록입니다. 제일 밑에 놓인 블록인 이 블록이 아주 살짝만 삐뚤어져도 그 위에 놓인 모든 블록이 임계점에 도달하면 그만 균형을 잃고 와르르 무너질 수 있겠죠?

옛말에 '공든 탑이 무너진다.'라는 속담이 있습니다. 정말 어깨가 밸런스를 잃고 한쪽으로 기울어지면 아무리 공들여 쌓은 탑이라도 하루아침에 붕괴할 수밖에 없습니다. 우리가 의식적으로 그렇게 하지 않으려고 해도 우리 몸은 늘 균형을 맞추려는 항상성을 띠고 있어 전체 균형이 엉망진창이 되는 것이죠. 뼈만 틀어지는 게 아닙니다. 뼈 사이를 지나는 중요한 신경이 함께 눌리면서 야속하게도 통신 불량이 발생합니다.

이 신경은 우리 몸의 각 부분에 "움직여!", "소화시켜!" 같은 뇌의 명령을 하달하는 아주 중요한 통신선과 같습니다. 뇌에서 보낸 명령이 곳곳에 제대로 전달되지 않으니 두통이나 어지럼증, 어깨통증, 허리 통증 같은 문제가 생기는 거죠. 뿐만 아닙니다. 원인 모를 알레르기, 만성피로, 소화불량, 심지어 틱장애나 집중력 저하 같은 문제까지 일으킬 수 있다고 하죠. 병원에 가도 뾰족한 치료법을 찾기 힘든 질환 중에는 이처럼 통신 불량 때문일 것이 있을 수 있습니다.

가장 밑에 있는 블록부터

무너진 젠가를 다시 쌓아올리려면 맨 아래에 놓인 블록부터 지면과 수평을 맞춰 제대로 놓아야 합니다. 마찬가지로 우리 몸의 불균형을 해결하려면 턱관절까지도 관심을 가져야 합니다. 턱관절이 제자리를 찾아가면 그 위에 차례로 놓이는 목뼈와 척추, 골반 등 나머지 블록도 저절로 제자리를 찾아가게 됩니다. 신기하죠? 무너진 탑을 잘만 쌓으면 막히거나 눌려있던 통신선이 다시 복구되면서 통신 불량 문제가 바로 해결되죠. 그러면 우리 몸은 스스로 알아서 재부팅에 들어갑니다. 저는 어깨 통증을 이야기하면서 몸의 불균형에 먼저 관심을 가질 수 있도록 이 책을 썼습니다.

2

운동이 도리어 내 어깨를
병들게 한다고?

40대 직장인 김정곤 씨(가명)는 주변에서 운동 마니아로 둘째가라면 서러워할 직장인이었습니다. 중년이라는 나이가 믿기지 않게 퇴근 후 수년째 가까운 피트니스센터에 들러 하루 한두 시간씩 잊지 않고 근력 운동을 해왔죠. 그러나 언제부턴가 어깨가 뻐근하고 돌리는 것조차 어려웠습니다. 힘을 주면 날카로운 통증까지 느껴졌습니다. '이상하네, 운동 부작용인가?' 처음에는 대수롭지 않게 여겼다고 합니다. 그러다가 며칠 전부터 팔을 조금만 움직이려고 해도 송곳으로 찌르는 것처럼 아프기 시작했습니다.

결국 정곤 씨는 제가 근무하는 병원 진료실을 찾았습니다. 첫인상부터 운동으로 다져진 그의 양 어깨가 다부져 보였습니다. "어깨가 아프다고 일주일 쉬었더니 어쩐 일인지 더 아프더라고요. 어깨가 아플수록 도리어 주변 근육을 키워서 어깨를 잡아줘야 통증도 풀린다고들 해서 그날부터 운동량을 두 배로 늘렸습니다. 그런데 밤부터 어깨가 찢어질 것처럼 아프기 시작하는 거예요. 잠을 한숨도 못 잤습니다."

김정곤 씨처럼 어깨가 아프니까 운동이 부족하다고 느껴서 운동을 더 하는 분들이 주변에 많습니다. 그래서 도리어 병을 키워서 병원에 오는 경우가 있습니다. 안타깝지만 통증은 운동으로만 해결할 수는 없습니다. 어깨가 아프다면 정확한 진단을 받을 때까지 일단 운동을 잠시 멈추는 게 안전합니다. 섣불리 운동으로 문제를 해결하겠다고 덤볐다가 증상이 악화될 수 있기 때문입니다. "그럼 어떻게 하죠? 좋아지려고 시작한 운동인데, 이렇게까지 아파진 건지 이유를 모르겠습니다. 선생님, 제 어깨 괜찮아질까요?"

머리는 생각보다 꽤 무겁습니다

먼저 기억해야 할 것은 우리 머리가 생각보다 무겁다는 사실입니다. 사람마다 차이가 있겠지만, 성인 남성의 머리는 평균 4~5kg 정도 나갑니다. 꽤 무거운 볼링공 하나를 목 위에 얹고서 생활하는 것과 같죠. 동물의 왕국에서 인간은 유독 신체에 비해 머리 크기가 남달리 큰 동물이라고 합니다. 신생아 때는 신체 대비 머리 크기가 대략 25퍼센트까지 된다고 합니다. 그나마 성인이 되면서 그 비율이 낮아진다고 합니다.

그래서 우리 목뼈는 태생적으로 무거운 머리를 지탱하기 위해 완만한 'C자 곡선'을 그리고 있습니다. 전문용어로는 '경추 전만(頸椎前彎)'이라고도 하죠. 말 그대로 목뼈(경추)가 앞으로 휘었다는 겁니다. 이 곡선은 자동차의 스프링이나 쇼바처럼 상부의 압력이나 하중을 흡수하는 데 유리합니다. 만약 우리 목뼈가 직선처럼 일자였다면 아마 머리 무게를 견디지 못하고 으스러졌을지도 모릅니다. 다행히 C자를 이루고 있어서 머리 무게를 척추 전체에 효율적으로 분산시킬 수 있게 되었죠. 정상이라면 목과 어깨 근육이 크게 힘들이지 않고도 볼링공 무게의 머리를 딱 잡아줄 수 있습니다.

거북목의 비애

이제 일자목이나 거북목 자세를 생각해 보겠습니다. 이 자세는 머리가 몸통보다 앞으로 쭉 빠져나온 상태입니다. 이것은 마치 볼링공을 몸에 바짝 붙여 들고 있을 때와 팔을 앞으로 쭉 뻗어서 들고 있을 때의 차이와 같습니다. 볼링공을 몸통에 붙여 들면, 별로 힘이 들지 않습니다. 반면 볼링공을 팔로 쭉 뻗어 들면 어떻게 될까요? 몇 초만 지나도 팔이 부들부들 떨리고 엄청난 무게감이 느껴집니다. 우리 목도 똑같습니다. 거북목이나 일자목 자세가 목뼈(경추)에 가하는 하중에 대한 연구 중 학계에서 가장 널리 알려지고 빈번히 인용되는 논문은 케네스 한스라지(Kenneth K. Hansraj) 박사가 2014년 발표한 연구입니다. 바로 「머리 자세와 위치에 따라 경추에 가해지는 스트레스 평가」라는 논문이죠. 논문에서 거북목 자세는 5kg짜리 볼링공을 목에 이고 있는 게 아니라 낚싯대에 매달아 하루 종일 손으로 들고 있는 것과 같다고 경고합니다.

바른 자세는 단순히 보기 좋은 자세가 아니라 우리 근육과 뼈가 불필요한 노동을 하지 않도록 도와주는 자세입니다. 가장 에너지 효율적인 자세가 가장 건강한 자세라고 생각하시면 쉽습니다. 따라서 평상시 목의 위치나 자세가 안 좋다는 말은 근육 긴장이 증가한 상태인데 보통 어깨 통증이 생기면 근육이 약해졌다고 생각하고는 주위에서, 특히 유튜브에서 근력 운동을 많이 얘기합니다. 이렇게 근육이 단축된 상태에서 근육 운동만 하면 오히려 근육이 더 단축되어 어깨 사이의 공간이 좁아지고, 힘줄과 뼈 사이에서 마찰이 증가하여 염증과 어깨 통증이 발생하는 거죠.

이 엄청난 무게를 버티기 위해 우리 몸은 지금도 필사적으로 발버둥 치고 있습니다. 앞으로 굴러떨어지려는 머리를 붙들려고 뒷목과 어깨 근육은 하루 종일 줄다리기하듯 뒤로 팽팽하게 당기고 있죠. 장거리 비행기나 고속버스에서 꾸벅대는 머리를 지탱하느라 애를 먹었던 경험이 누구나 한 번쯤 있을 겁니다. 이것이 여러 번 반복되면 어깨 근육이 뭉치게 되고 이것이 만성 통증의 원인이 되지 않을까요? 몸은 앞으로 쏠린 무게 중심을 맞추기 위해 등은 더 구부정해지고, 허리는 활처럼 앞으로 휘면서 몸 전체의 균형과 밸런스가 무너지는 거죠. 결국 목에서 일어난 통증이 어깨와 등, 허리 통증으로 이어지는 것입니다.

3

치료를 받아도 왜 자꾸 어깨가 아픈 걸까?

어깨 통증으로 병원에서 거의 반년 넘게 치료받아도 전혀 차도가 없는 분들이 주변에 적지 않습니다. 왜 그럴까요? 한 환자분은 이 질문에 대한 해답을 찾기 위해 이곳저곳을 전전하다 결국 저를 찾게 되었습니다. "어깨가 아프다고 말하니까 병원에서는 염증이 있다고 주사 한 대 맞으면 금방 괜찮아질 거라 하더군요. 스테로이드 주사를 맞았더니 신기하게도 통증이 싹 가시더라고요. 언제 아팠냐는 듯이 팔도 끝까지 잘 올라가고 힘들이지 않고 어깨가 젖혀져서 밤에 잠도 편하게 잤습니다. 그런데 딱 그때뿐이에요. 2~3개월 지나면 약기운이 떨어지면서 어김없이 아프기 시작하더라고요."

이런 분이 정말 많습니다. 밤이면 아픈 쪽으로 눕지도 못하고 괴로우니 병원에 가서 또 스테로이드 주사 맞고, 그렇게 몇 달 잘 지내다가 또 아파서 잠을 설치는 악순환이 반복됩니다. 문제는 이젠 스테로이드 주사를 맞아도 예전만큼 효과가 오래가지 않는다는 겁니다. 통증만 잠시 마취시키는 느낌이랄까요. 팔을 들어 올리는 건 여전히 힘들고, 특히 손을 등 뒤로 보내서 옷을 입거나 등이 가려워 긁으려고 팔을 뻗을 때면 찌릿하면서 불쾌한 통증이 엄습합니다.

어깨가 아프니 만사가 귀찮고 짜증만 나죠. 스테로이드 주사도 화학물질인데 이렇게 오랫동안 계속 맞아도 괜찮은 건지 겁도 나고, 언제부터인가 스테로이드 주사에 내성이 생긴 것 같고 병원을 다녀올 때마다 마음이 불편합니다. 누구는 스테로이드 주사가 뼈를 약하게 만드는 물질이 들어갔다는 말도 해서 불안함은 가시지 않습니다. 이러다가 영영 어깨를 쓰지 못할 것 같은 두려움도 엄습합니다. 대체 제 어깨는 어디서부터 잘못된 걸까요?

근육과 인대부터 살펴야 합니다

이럴 땐 근본적인 원인은 내버려두고 아프다는 증상만 가지고 문제에 접근해서 그런 건 아닌지 자문해야 합니다. 우리는 통증에 너무 예민합니다. 그래서 일단 통증부터 없애고 보자는 식으로 문제에 접근하죠. 그런데 어깨 통증은 보다 근본적인 원인부터 봐야 해요. 그러려면 어깨를 구조적으로 이해해야 합니다. 뒤에서 자세히 다루겠지만, 어깨 구조는 크게 뼈와 근육, 인대, 신경으로 이루어져 있습니다. 뼈 중에서는 견갑골(어깨뼈)이 제일 중요한데, 평소 견갑골을 안정화해 주는 운동과 바른 자세가 필요합니다.

뼈를 둘러싼 근육도 물론 중요합니다. 근육이 긴장하면 어깨 사이에 공간이 좁아지고 힘줄과 불필요한 마찰을 일으켜 염증을 일으키거나, 석회 생성, 심하면 힘줄 파열까지 생길 수 있기 때문입니다. 이뿐 아닙니다. MRI 같은 영상 검사에서 잘 보이지 않지만, 인대 역시 뼈와 관절을 잡아주는 역할을 하므로 몸의 안정성을 유지하는 데 중요한 부위라고 할 수 있습니다. 인대는 우리 몸의 관절을 묶는 밧줄과 같습니다. 밧줄이 튼튼해야 인생이라는 항해를 무난하게 할 수 있겠죠.

인대라는 밧줄은 우리 몸 전체의 밸런스에 중요한 기능을 담당합니다. 뼈와 관절을 꽉 잡아주는 인대가 부실하거나 약해져서 몸의 안정성이 흔들리면 몸은 바로 불안정한 상태로 진입합니다. 자연은 진공을 싫어하는 것처럼, 우리 몸은 불안정한 상태를 싫어합니다. 그래서 다른 근육을 동원하여 그 불완전한 부위를 보완하려고 하죠. 예를 들어 골반이나 척추의 인대가 약해지면, 우리 몸은 어깨 주변 근육을 포함한 전신의 근육을 긴장시켜 몸을 지탱하려고 합니다. 이렇게 어깨 근육에 불필요한 힘을 주면서 오랫동안 과부하 상태에 있다 보면 자연스럽게 어깨가 경직되기 마련이죠.

신경에 신경 써야 합니다

마지막으로 신경입니다. 통증은 결국 신경이 전달하는 신호이기 때문에, 말장난 같지만, 통증을 잡으려면 신경에 '신경 써야' 합니다. 신경에는 '통증 역치(pain threshold)'라는 게 있는데요. 쉽게 말해서 신경 신호를 느끼는 '문턱'이 존재한다는 것입니다. 일정 수준 이하의 자극은 문턱을 넘지 못하다가 역치를 넘는 자극이 가해지면 비로소 통증을 느끼는 방식이죠. 우리가 일상에서 통증을 느끼는 건 바로 통증을 전달하는 전기 신호가 역치라는 문턱을 넘었기 때문입니다.

예를 들어볼까요? 정상적으로 '5'라는 자극에 통증을 느껴야 하는데, '2'라는 자극에 문턱이 생기면 더 일찍 통증을 느끼게 됩니다. 한 마디로 신경이 예민해진 겁니다. 예민한 사춘기 아들을 어르고 달래듯, 예민해진 신경을 안정화하는 게 시급한 이유입니다. 그런데 통증을 줄인다고 스테로이드 주사를 맞게 되면 역치를 인위적으로 무디게 해서 '7'이라는 자극으로 통증의 문턱을 올리게 됩니다. 스테로이드 주사를 지속적으로 의존하게 되면 더 이상 통증을 느끼지 못하기 때문에 증상이 없어진 것으로 착각하지만, 실은 어깨 통증을 일으키는 근본적인 문제가 해결되지 않은 채 여전히 남아있게 됩니다.

어깨는 구조적인 문제가 대부분

'왜 빨리 안 낫지?' 어깨가 아픈 환자라면 누구라도 통증에서 벗어나고 싶을 겁니다. 하지만 어깨 통증은 구조적인 문제가 있어서 생각보다 시간이 걸린다는 점을 이해해야 합니다. "스테로이드 주사만으로는 치료가 안 되나요?" 이렇게 물으시는 분들도 많은데, 앞서 말씀드린 것처럼 어깨 통증을 고치려면 뼈와 근육, 인대, 신경을 모두 들여다보아야 합니다. "왜 저는 병원에 가도 낫지 않을까요?" 이렇게 물으시는 분들에게는 병원이 모든 해결책이 아니라고 말씀드리고 싶어요. 평소에 꾸준히 스트레칭과 운동, 바른 자세를 통해 견갑골을 안정화하고 근육과 인대에 가해진 긴장을 풀어줘야 하거든요.

어깨 통증을 호소하는 분들이 많이 가지시는 속설 중 하나는 병원 치료만 받으면 금세 나을 수 있다는 믿음입니다. 사실 무서운 믿음입니다. 근본적인 치료는 놔두고 통증만 줄이는 스테로이드를 맞는 것으로 내 역할은 끝났다고 생각하시는 분들이 주변에 너무 많기 때문입니다. 그건 적절한 치료가 아닙니다. 병원에 내원하셔서 "치료를 받아도 어째서 어깨가 자꾸 아픈가요?"라고 하소연하는 분들의 대다수는 죄송하지만 이런 범주에 속하신 환자들입니다. 치료의 의미, 통증에 대한 속설과 바른 이해를 충분히 공감하고 병원의 안내를 잘 따를 때 비로소 근본적인 치료가 시작된다는 점을 꼭 알아두시기 바랍니다.

4

나는 아픈데, 검사하면
왜 괜찮다고 하는 걸까?

    환자분은 오늘도 어깨가 아파서 병원을 찾습니다. 다들 하나씩 사연을 갖고 내원해서는 그간 다하지 못한 이야기들을 한 보따리씩 저에게 풀어놓습니다. "병원을 여러 군데 돌아다니며 검사를 했는데도 어깨는 괜찮다고 하는데 정말 이상합니다. 저는 지금도 이렇게 너무 아픈데 병원에서는 아무 소견이 없다고 하니 미칠 노릇입니다. 왜 이런 문제가 발생할까요?" 솔직히 이 질문은 제가 진료실에서 만난 환자분들에게 가장 많이 듣는 질문 중 하나랍니다. 이 부분을 이야기해 볼까요?

어깨 문제? 목 문제?

어깨 통증은 목과 어깨 통증의 교차점에서 발생합니다. 목 통증인지 어깨 통증인지 구분이 필요하다는 거죠. 그래서 환자분이 병원에 오셨을 때 어깨에 문제가 있어서 아픈 건지, 아니면 목에 문제가 있어서 아픈 건지 감별하는 것이 무엇보다 중요합니다. 단순히 어깨가 아프다는 말만 듣고 어깨 검사를 했는데 특별한 소견이 나오지 않는다면, 통증이 어깨가 아닌 목의 문제일 수 있습니다. 의사도 진단을 내릴 때 목과 어깨의 상태를 종합적으로 보아야 환자분의 증상을 정확히 판단할 수 있습니다. 문제는 이러한 복잡한 상황을 파악하지 않은 채 의사가 일방적으로 어깨 문제나 목 문제 중 하나로 단정 지을 때 발생하죠. 본의 아니게 환자분에게 잘못된 진단을 내리면 "어깨는 괜찮으니까 운동을 열심히 하세요."라는 엉뚱한 조언을 주게 됩니다.

어깨와 목의 문제가 섞여 있는 경우도 있습니다. 처음에 진료할 때는 환자분께서 어깨를 움직일 때는 아프지 않다고 하셨는데, 목을 치료하면서 움직일 때도 점점 아프다고 하는 경우입니다. 이럴 때는 진단이 두 개가 될 수밖에 없기에 환자분도 혼란스러울 수 있습니다. 처음에는 어깨 문제가 아니라고 했다가 나중에는 어깨 문제도 같이 있다는 이야기를 들을 수 있으니까요. 따라서 어깨를 진료할 때는 반드시 경과를 보면서 통증의 양상이 어떻게 변하는지 환자분에게 꼼꼼하게 확인하는 것이 중요합니다. 독자들도 어깨 질환이 두 개가 동시에 섞여 있으면 진단명이 바뀔 수도 있다는 점을 알고 계신다면 당황하지 않을 수 있습니다. 그건 의사가 실력이 없어서가 아니라 그만큼 어깨 통증이 복합적인 특성이 있기 때문입니다.

어깨 통증에 대한 다른 인식

자가 질문	목 디스크	어깨 질환
가만히 있을 때 아픈가?	아프다	안 아프다
목을 뒤로 젖힐 때 아픈가?	아프다	안 아프다
팔을 들면 통증이 심해지는가?	아니다	그렇다
팔꿈치까지 통증이 미치는가, 아니면 손까지인가?	손까지	팔꿈치까지

　목 디스크도 어깨 통증을 유발할 수 있습니다. 때로는 어깨 문제가 아닐 수도 있다는 겁니다. 이를 구분하는 가장 중요한 감별점은 첫째, '가만히 있을 때 아픈가?'입니다. 목 디스크는 신경이 눌려서 아픈 것이기 때문에 가만히 있을 때도 아픕니다. 반대로 어깨 질환은 어깨를 움직일 때 주로 아픕니다.

　둘째, '목을 뒤로 젖힐 때 아픈가?'입니다. 목 디스크는 고개를 뒤로 젖히거나 아픈 쪽으로 돌릴 때 통증이 심해집니다. 셋째, '팔을 들면 통증이 심해지는가?'입니다. 목 디스크는 팔을 위로 들면 통증이 줄어들지만, 반대로 어깨 질환은 팔을 들면 통증이 심해집니다.

　마지막으로 '팔꿈치까지 통증이 미치는가, 아니면 손까지인가?'입니다. 목 디스크는 신경이 눌리는 증상이라서 신경을 따라서 어깨부터 손까지 저릿저릿한 통증이 발생할 수 있습니다. 그러나 어깨 질환은 팔꿈치 위쪽까지 통증이 미칠 뿐이죠.

저는 이 네 가지 감별 포인트가 매우 중요한 자가 진단법이라고 생각합니다. 위에 언급한 환자분의 증상에 이 진단법을 적용해 보시기 바랍니다. 여러분도 지금 한번 해보시기 바랍니다. 제가 이 책을 쓰게 된 가장 결정적인 이유는 환자분들에게 어깨 통증에 대한 새로운 인식을 드리고 싶어서입니다. 어깨 통증은 어깨 때문이 아닐 수 있어요. 밸런스의 문제일 수도 있고, 자세의 문제, 거북목의 문제, 아니면 척추의 문제일 수 있습니다.

5

운동하면 낫는다는데
내 어깨는 왜 아플까?

"원장 선생님, 어깨가 너무 아파서 왔습니다. 주변에서도 다들 제 나이쯤 되면 겪는 거라고, 병원 갈 필요 없이 열심히 운동하면 낫는 거라고, 운동으로 굳은 걸 풀어줘야 낫는다고 하더라고요. 그래서 그날로 PT 끊어서 열심히 운동했는데 어떻게 된 게 더 아프네요. 왜죠?"

내원하신 환자분 중에 이런 분들이 정말 많으세요. 사실 아프기 시작한 건 오래전부터인데, 그간 운동하지 않은 것에 대한 죄책감이 발동해서인지 운동으로 해결하겠다고 약도 안 먹고 병원도 안 가고 열심히 운동만 했다는 분들요. 죄송하지만, 오십견은 운동으로 낫는 병이 아닙니다. 운동으로 나았다는 분들은 오십견이 아니었는데 오십견으로 착각하셨거나, 아니면 운동 관련 업종에 계신 분들일 겁니다. 오십견에 대한 일반인의 편견을 알아보도록 하겠습니다.

오십견에 대한 오해

자, 이제 여러분들은 오십견의 세계로 들어오셨습니다. 나이 오십이 되면 어김없이 우리 몸을 찾아온다는 '오십견'. 주변을 둘러보면 중년 이후에 오십견에 안 걸린 사람보다 걸린 사람이 더 많은 것 같습니다. 그러다 보니 오십견을 두고 참으로 말도 많고 탈도 많죠. 제일 먼저 명칭부터 짚고 넘어가겠습니다. 사실 '오십견(五十肩)'이라는 이름의 병은 없습니다. 우리가 흔히 알고 있는 오십견은 의학상 '동결견(frozen shoulder)' 혹은 '유착성 관절낭염(adhesive capsulitis)'이라고 불립니다.

신기하죠? 병명이 두 개나 있습니다. 가만히 보면, 병명에 오십견이 지닌 특성이 모두 들어 있습니다. 동결견은 어깨 근육이 얼어붙은 것처럼 굳었다는 뜻이고, 유착성 관절낭염은 어깨 관절을 감싸고 있는 관절낭이라는 주머니가 염증으로 비대해지면서 유착되었다는 뜻입니다. 특히 오십견은 어깨에 심한 통증을 유발하는 것으로 악명 높습니다. 주로 팔을 위로, 혹은 옆이나 뒤로 들 때 통증이 느껴집니다. 자려고 누웠을 때 너무 아파서 잠을 제대로 자지 못하거나, 어렵게 잠이 들었다가도 통증으로 자주 깨면서 삶의 질이 급격히 떨어지게 됩니다.

일반적으로 사람들은 오십견을 그저 나이 오십에 오는 어깨 질환이라고 치부합니다. "나이 들면 다 그래." 하지만 오십견, 즉 유착성 관절낭염은 단순한 노화가 아닙니다. 그것은 어깨 관절을 둘러싼 주머니(관절낭)에 염증이 생기고, 이 염증 때문에 관절낭이 두꺼워지며 서로 달라붙어(유착되어) 어깨가 얼어붙는(동결견) 현상입니다. 우리가 자주 겪는 어깨 결림이 잠시 뭉쳤다 풀리는 서걱거리는 고통이라면, 오십견은 어깨라는 방의 출입문 자체가 굳게 닫혀버리는 비극과 같습니다. 열쇠가 있어도 문이 열리지 않는 답답함이죠. 이 병을 그저 '나이의 훈장'쯤으로 받아들이는 순간, 우리는 제때 필요한 치료와 재활의 기회를 놓치게 됩니다.

또 다른 흔한 오해는 "시간이 지나면 저절로 풀린다."라는 믿음입니다. 오십견은 시간이 걸리는 질환입니다. 병의 진행 단계를 거치며 자연적으로 회복되는 것처럼 느껴지지만, 사실 그렇지 않습니다. 시간이 지나면 해결된다는 말은 그 과정에서 모든 통증을 견뎌야 하는 환자분에게는 너무 가혹한 이야기입니다. 가장 고통스러운 동결기에 접어들면, 어깨는 돌처럼 굳어버립니다. 옷을 입거나 머리를 빗는 지극히 사소한 일상 동작마저도 칼로 찌르는 듯한 고통이 됩니다. 이때의 통증을 그저 참고 움직이지 않으면, 관절낭의 유착은 더욱 심해져 회복이 지연되거나 관절 운동 범위가 영구적으로 제한될 수 있습니다.

오십견은 운동으로 낫는다?

1단계 [통증기]	• 3개월 정도 지속되며, 대개 정상적 운동이 가능하지만 야간에 통증이 심해진다. • 외회전 감소가 나타난다.
2단계 [결빙기]	• 2-9개월 정도 지속되며, 염증이 진행되면서 통증이 제일 심해진다. • 어깨 관절이 서서히 굳어가면서 관절 운동 범위가 감소하기 시작한다.
3단계 [강직기]	• 9-15개월 정도 지속되며, 통증은 1~2단계에 비해 감소한다. • 관절 운동 범위가 심하게 제한되면서 일상생활이 크게 불편해진다.
4단계 [용해기]	• 5-24개월 정도 지속되며, 통증은 전에 비해 많이 줄어든다. • 관절 운동 범위가 회복되기도 하고, 그대로 상태가 유지되기도 한다.

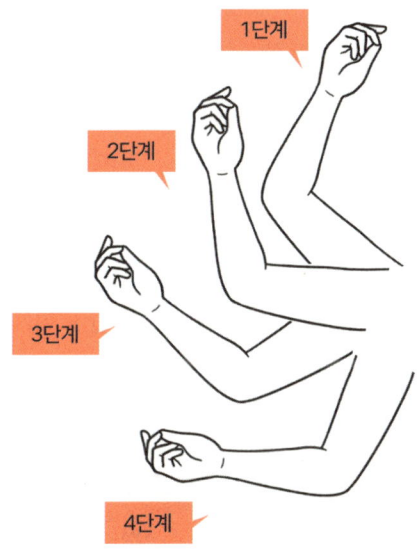

오십견 치료의 핵심은 고통스럽더라도 적절한 재활운동을 통해 굳어버린 어깨를 부드럽게 녹여주는 데 있습니다. 참는 것이 미덕

이 아니라 고통을 이겨내고 꾸준히 움직이는 것이 진정한 해동의 길이죠. 그런데 어떤 이들은 누가 어깨 통증을 호소하면 "평소에 얼마나 운동을 안 해서 그런 거냐?"라며 핀잔을 주기에 바쁩니다. 그래서 당장 가까운 동네 피트니스센터 회원권부터 끊으라고 성화입니다. 그런데 오십견은 운동으로 낫는 병이 아닙니다. 물론 근력 운동 부족으로 관절이 약하게 될 수는 있겠지만, 오십견은 보다 근본적인 원인을 갖고 있는 질환입니다. 몸속 작은 불균형이 어깨 관절낭에 염증을 일으키는 복잡한 메커니즘이 숨어 있다는 거죠.

정형외과 교과서에는 흔히 오십견을 발병하는 데 2년에서 3년가량 시간이 걸리는 질환이라고 말합니다. 그래서 오십견은 크게 다음과 같이 '통증기', '결빙기', '강직기', '용해기'처럼 네 단계로 나뉘고, 본인이 각 단계에서 어디쯤 와있는지 확인하는 과정이 반드시 필요합니다.

오십견, 그 이름에는 서글픈 오해가 담겨 있습니다. 마치 나이 오십이 되면 어깨에 찾아와야 하는 '통과의례'처럼 느껴지게 만드는 이 병명은, 어쩌면 우리 시대의 중년이 짊어진 보이지 않는 짐과 그에 대한 막연한 체념을 상징하는지도 모릅니다. 오십견은 단순히 50대의 전유물도 아니고, 참고 버텨야 할 숙명도 아닙니다. 그간 운동을 게을리했던 것에 대한 벌도 아니고요. 그것은 우리 몸이 보내는 긴급 구조 요청입니다. 그 요청을 무심한 나이 탓으로 묵살하지 않고, 적극적인 치료와 부드러운 움직임으로 응답할 때, 비로소 얼어붙었던 어깨는 다시 자유를 되찾을 수 있을 것입니다.

6

팔이 안 올라가는데
설마 나도 오십견일까?

"원장 선생님. 제가 아무래도 오십견인 것 같은데, 어깨 상태가
좀 이상해서 왔어요."

한두 달 전부터 팔이 잘 안 올라가고 어깨가 뻐근하길래 오십견
이라고 판단해서 병원을 찾은 40대 주부 안명자 씨(가명). 건물 청소
를 하는 주변 동료가 이른 나이에 오십견으로 고생하는 걸 옆에서
고스란히 지켜봤던 환자분은 똑같은 증상(팔이 안 올라감)이 자신에
게도 일어나자 덜컥 겁부터 났다고 합니다. "어깨 위로 팔이 안 올
라가는 거나 밤에 아파서 잠 못 자는 거나 완전 똑같아요. 오십견이
맞는 거 같은데 저 이제 어떡하죠?" 사실 그녀가 읊은 증상들은 하
나같이 오십견의 증상들과 일치했습니다. 하지만 의외로 오십견인

줄 알았는데 진단 이후 다른 질환인 게 확인되는 케이스들도 종종 있어서 일단 정밀 진단부터 해드렸습니다.

죄송하지만 오십견이 아니세요

제가 초음파 검사와 엑스레이 검사를 진행할 때까지도 환자분은 단호하게 자신은 오십견이 분명하다고 믿고 계셨습니다. 그런데 예상 밖에 검사 결과 어깨충돌증후군이었습니다. 오십견이 아니라는 말에 안명자 씨는 깜짝 놀라셨습니다. 처음에는 믿지 못하겠다는 표정을 짓다가 이내 안도의 한숨을 내쉬고는 제 손을 꼭 잡으셨어요. "선생님, 제가 그럴 줄 알았어요. 제 나이에 벌써 오십견이 오는 건 말이 안 되잖아요, 그쵸?" 저는 빙긋이 웃으며 환자분을 안심시켜 드렸습니다. "네, 맞습니다. 그런데 지금부터 관리를 열심히 하셔야 나중에라도 고생 안 하세요. 어깨를 이대로 방치하면 진짜 오십견이 올 수 있어요." 환자분은 그러겠노라고, 이제부터 열심히 관리하겠노라고 이야기하며 가벼운 마음으로 남은 치료를 받고 댁으로 돌아가셨습니다.

일단 운동 범위부터 달라요

오십견과 어깨충돌증후군, 회전근개파열처럼 3대 어깨 질환을 감별하는 과정에서 제일 중요한 것이 바로 '운동 범위(Range of Motion)'를 알아내는 일입니다. 줄여서 영어로 'ROM'이라고 하죠.

저는 내원하신 환자분에게 운동 범위 검사부터 시행합니다. 여기서 ROM은 다시 두 가지로 나뉘는데요. '능동적 운동 범위(active ROM)'와 '수동적 운동 범위(passive ROM)'가 바로 그것이죠. 말 그대로 이해하시면 됩니다. 능동적이고 자발적으로 팔을 움직일 수 있는 범위와 수동적이고 억지로 움직일 수 있는 범위를 말합니다. 현장에서는 능동적 운동 범위를 알아내기 위해 내가 스스로 팔을 올리는 과정을 '능동적 운동 검사'라고 하고, 수동적 운동 범위를 알아내기 위해 의사나 물리치료사 등 다른 사람이 내 어깨를 대신 들어 올리는 과정을 '수동적 운동 범위'라고 하죠.

운동 범위 (ROM)

능동적 운동 범위 → 능동적 운동 검사 : 환자가 팔을 들어 올리는 범위

수동적 운동 범위 → 수동적 운동 검사 : 의사가 팔을 들어 올리는 범위

안명자 씨의 사례처럼 많은 환자분이 단순히 어깨가 아프거나 팔을 어깨 위로 못 올리면 이걸 오십견이라고 판단하기 쉬운데요. 이때 오십견과 여타 어깨 질환을 판별하는 기준으로 활용할 수 있는 간단한 방법이 바로 능동적 운동 범위와 수동적 운동 범위를 체크해 보는 것입니다. 수동적 ROM이 안 될 때는 오십견일 가능성이 크고, 수동적 ROM이 될 때는 어깨충돌증후군일 가능성이 큽니다. 안명자 씨는 본인이 팔을 들어 올린 운동 범위와 제가 대신 팔을 들어 올린 운동 범위가 같았고 이후 초음파 검사를 통해 어깨충돌증후군으로 판정받았던 거죠. 이 부분은 뒤에서 자세히 설명하도록 하겠습니다.

오해는 오해를 낳고

문제는 오십견이 아닌데 열심히 운동해서 나았다고 말하는 분들입니다. 제가 환자분에게 누누이 말씀드리지만, 오십견은 절대 운동으로 좋아지는 병이 아닙니다. 정형외과 교과서에도 2~3년 정도 고생하는 질환으로 나와 있죠. 이건 절대 변하지 않는 원칙이랍니다. 따라서 몇 달 운동해서 오십견이 좋아졌다고, 그러니 당신도 어깨가 아프면 운동 열심히 하라고 조언하는 건 앞뒤가 맞지 않는 내용이 되는 거죠. 그렇게 얘기하고 다니시는 분들은 대부분 오십견이 아닌데 오십견으로 오해해서 빚어진 해프닝을 일반화하고 계신 겁니다. 그런 경우 오십견이 아닌 어깨충돌증후군일 확률이 높습니다. 그러니 빨리 내원해서 전문의의 정확한 진단을 받아보시는 게 좋습니다.

7

아픈 어깨가 움직인다면 힘줄은 괜찮은 게 아닐까?

앞선 장에서 오십견이 아닌데 팔이 안 올라간다며 병원을 찾은 환자분의 사례를 말씀드렸습니다. 그런데 반대로 어깨가 아프긴 하지만 평소 "어깨 위로 팔을 들 수 있다면 문제 없는 거 아닌가요?" 라고 묻는 환자분도 많이 계십니다. 어깨가 아프더라도 팔을 위로 들 수 있다면 힘줄이 괜찮은 게 아닌가 하는 질문은 어깨 통증을 겪는 환자분들이 흔히 갖는 오해를 담고 있습니다. 정형외과 전문의로서 이 질문에 대한 대답은 "꼭 그렇지는 않습니다."입니다. 어깨를 들어 올릴 수 있다는 사실만으로는 힘줄(회전근개)이 완전히 건강하다고 단정할 순 없어요.

이른바 능동적 운동 범위가 넓다는 것은 다른 류의 질환일 가능성도 시사합니다. 앞 장에서 설명을 해드린 것처럼, 어깨 위로 팔을 들어 올리는 능력은 어깨 관절의 수동적 운동 범위와 능동적 운동 범위라는 두 가지 측면에서 진단이 가능합니다. 일단 어깨 통증이 있으면서 팔을 스스로 들어 올릴 수 있는 상태, 즉 능동적 운동 범위가 충분히 확보되어 있다면, 회전근개 부분파열이나 석회성건염, 어깨충돌증후군 등을 의심해 볼 수 있어요. 어깨 힘줄이 완전히 끊어지지 않았기 때문에 근육의 힘으로 팔을 들 수는 있지만, 움직이는 과정에서 손상된 힘줄이나 염증 부위가 자극되어 통증이 발생할 수 있죠.

어깨를 쓴다고 괜찮은 건 아닙니다

반대로 능동적 운동 범위가 좁다면, 회전근개 전층파열이나 오십견, 또는 노화와 퇴행에 의한 심한 근력 약화를 의심할 수 있습니다. 회전근개파열은 오십견, 어깨충돌증후군과 함께 3대 어깨 통증에 꼽히지만, 다른 주요 어깨 질환과의 미묘한 증상 차이를 통해 전문적인 진단을 내릴 수 있어요. 먼저 회전근개는 어깨를 안정시키고 팔을 들어 올리는 네 개의 힘줄로 되어있습니다. 여러 물리적인 이유로 회전근개에 손상이 가거나 해어지는 경우, 아예 끊어진 경우, 끊어져도 부분만 끊어지거나 완전히 끊어진 경우 등 파열 정도에 따라 증상이 매우 다릅니다. 일단 통증은 차이가 없을 수 있고요. 특정 각도에서 팔 힘이 갑자기 풀리는 '낙하 징후(Drop-arm sign)'가 나타나면 회전근개가 전층 파열되었을 가능성이 높습니다.

오늘부터 어깨통증과 이별합니다

반면 오십견은 어깨 관절을 감싸는 관절낭에 염증이 생기고 엉겨 붙고 유착된 상태에서 굳어진 질환인데요. 환자분 스스로 팔을 들어 올리는 게 어렵고, 다른 사람이 억지로 올려주어도 팔을 올릴 수 없는 경우가 많습니다. 특히 머리를 빗거나 옷을 입는 동작처럼 팔을 안쪽으로 돌리는 내회전 동작의 제한이 두드러지죠. 이와 달리 어깨충돌증후군은 팔을 들어 올릴 때 회전근개 힘줄이 어깨뼈(견봉) 아래에 끼어 반복적으로 부딪히면서 염증을 일으키는 질환입니다. 이 질환은 수동 운동 검사에서 팔을 60도에서 120도 사이로 들어 올릴 때 가장 심한 통증을 느낍니다. 이 구간만 지나면 오히려 통증이 감소하는 경우도 많습니다. 통증이 있는 특정 각도를 제외하고는 대부분의 팔과 어깨의 운동 범위는 유지됩니다.

하나의 증상만으로는 부족해요

회전근개파열은 처음에는 일부분 파열이 되었어도 크기가 작기 때문에 환자분이 당연히 팔을 들 수가 있습니다. 많은 환자분이 팔을 들 수 있으면 힘줄이 괜찮다고 오해하는 이유가 바로 여기에 있죠. 그래서 대수롭지 않게 여기거나 약을 먹고 간간이 물리치료만 받으면서 근근이 버티시는 분들이 주변에 정말 많습니다. 어떤 논문에서는 부분층 파열의 경우, 40퍼센트의 케이스가 전층 파열로 진행하며, 전층 파열은 1년에 약 4mm씩 크기가 커진다는 보고도 하고 있어요. 따라서 회전근개파열이 있는데 이것을 버티는 것은 점점 그 파열의 정도가 커지고 깊어질 수 있는 위험성이 많다고 하겠죠.

　결론을 내려 봅시다. 일단 팔을 들 수 있다는 것은 오십견처럼 관절 전체가 굳은 상태는 아니라는 긍정적인 신호일 수 있습니다. 하지만 이는 회전근개가 '부분적으로' 파열되었거나, 전층 파열이라도 크기가 크지 않는 경우거나, 심한 염증(건염/충돌증후군)이 발생했다는 또 다른 증거일 수 있어서 안심하기에 이릅니다. 만약 힘줄이 완전히 파열되었다면 팔을 들어 올리는 동작 자체가 불가능해지거나 갑자기 힘이 빠지는 현상이 나타나기 때문에 아직 충분히 기회가 남아있다는 정도에 위안을 삼을 수 있겠죠. 어깨 통증이 지속된다면 힘줄이 손상되어 가는 초기 단계일 수 있으므로 반드시 정형외과 전문의의 정확한 진단과 영상 검사를 통해 하루라도 빨리 파열 여부와 정도를 확인해야 합니다. 회전근개파열에 대한 진단과 치료, 예방법은 뒤에서 더 자세하게 소개하겠습니다.

　　　　　　　　　　　　　　오늘부터 어깨통증과 이별합니다

8

자세가 나빠도
어깨 통증에 영향을 줄까?

　최근 책상이나 침대에서 컴퓨터나 스마트폰을 자주 하면서 어깨 통증을 호소하는 환자분이 늘었습니다. 나쁜 자세는 어깨뿐만 아니라 목과 상체, 등 부위에 여러 문제를 일으킬 수 있습니다. 특히 어깨는 직업군이나 평소 활동 유형에 영향을 크게 받는 부위랍니다. 하루 종일 컴퓨터 모니터를 보고 일하는 사무직이거나 하우스나 농장에서 허리를 굽혀 장시간 작물을 수확하는 농업의 경우에는 어깨에 무리가 가기 쉽죠. 앞 장에서 언급한 것처럼, 먼저 기억해야 할 것은 우리 머리가 아주 무거운 볼링공과 같다는 사실입니다. 일반 성인의 머리 무게는 평균 4~5kg 정도 되는데요. 이는 무거운 볼링공 하나를 목 위에 얹고 생활하는 것과 같다고 할 수 있어요.

거북목이 이렇게 무섭습니다

정말이지 우리 몸은 신묘막측합니다. 이런 무거운 머리를 상체에 얹고 직립보행을 하려면 하중을 버틸 수 있도록 훨씬 강건한 경추(목뼈)와 척추가 필요했을 텐데, 자연은 이런 상황을 미리 알고 목뼈는 완만한 'C자' 곡선으로, 척추는 멋진 'S자' 곡선으로 배열해 두었으니까요. 이미 언급한 것처럼 경추가 C자 곡선으로 배열되어 있기 때문에 무거운 머리 무게를 척추 전체로 분산시킬 수 있게 된 겁니다. 목과 어깨 근육이 크게 힘을 들이지 않고도 상체의 균형을 딱 잡아줄 수 있는 거죠. 비유하자면 경추와 척추는 자동차의 쇼바

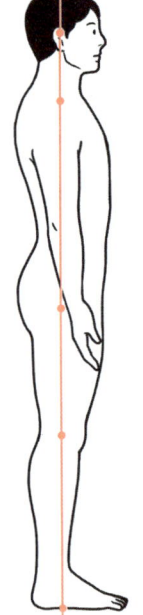

와 같은 충격 흡수 장치 역할을 한다고 보면 됩니다.

문제는 불량한 자세 때문에 경추와 척추가 이러한 기능과 역할을 제대로 할 수 없을 때입니다. 목을 일자목이나 거북목으로 만들어 머리의 하중을 경추가 분산하지 못하고 짓눌리는 것이 대표적인 경우입니다. 흔히 지구의 중력을 수직으로 받는 인체의 중심을 '다림추선(Plumb Line)'이라고 하는데요. 이 다림추선은 인체 중심을 관통하는 중력을 표시하는 가상의 선으로, 말하자면 '무게 중심'이라고 봐도 좋겠죠. 그래서 이 다림추선을 기준으로 몸이 정렬된 가장 안정적인 자세를 우리는 '중립 자세(Neutral Posture)'라고 부릅니다.

그런데요. '거북목(Forward Head Posture, FHP)'은 이 중립 자세에서 이탈하여 전방으로 삐져나간 자세로 만들어집니다. 거북목이 있는 환자분을 옆에서 관찰해 보면, 귓바퀴가 어깨 관절(견봉)보다 훨씬 앞쪽으로 빠져나와 있는 것을 확인할 수 있어요. 다시 말해, 귓바퀴가 정상적인 다림추선에서 전방을 향해 일정한 거리로 벗어나 있는 자세입니다. 일반 성인의 머리 무게는 대략 4.5~5.4kg 정도인데, 연구 결과, 머리가 1인치(약 2.5cm) 앞으로 이동할 때마다 경추와 주변 근육이 지탱해야 하는 하중은 약 4.5kg씩 증가하는 것으로 알려져 있습니다.

자세부터 바르게 하셔야 해요

"자세가 전부다(Attitude is everything)."라는 말이 있습니다. 정말 맞는 말입니다. 적어도 어깨 통증에 있어서는 그렇습니다. 머리가 앞으로 빠지면 목 뒷부분의 근육(승모근, 경추 기립근 등)은 무거운 머리를 뒤로 당겨 균형을 맞추기 위해 지속적으로 과도하게 수축해야 합니다. 이 과부하가 만성화되면, 근막통증증후군, 목 통증, 어깨 결림, 심하면 두통까지 유발하게 되죠. 또한 정상적인 C자형 경추 커브가 펴지거나 역커브(일자목)로 변형되는 원인이 됩니다. 이것은 마치 볼링공을 몸에 바짝 붙인 채 들고 있을 때와 팔을 앞으로 쭉 뻗어서 들고 있을 때의 차이와 같습니다. 어떤 자세가 더 편할까요?

스마트폰을 보실 때도 고개를 푹 숙이고 보는 건 지양해야 합니다. 고개를 15도 숙이면 목에 가해지는 하중이 약 12kg이 늘어나고,

30도 숙이면 18kg, 60도 숙이면 무려 하중이 27kg까지 늘어난다고
합니다. 27kg이면 초등학생 저학년 아이 한 명을 목에 목마를 태우
고 있는 것과 같은 엄청난 압력입니다. 이 엄청난 무게를 버티기 위
해 우리 몸은 오늘도 필사적으로 발버둥 칩니다. 앞으로 떨어지려
는 머리를 붙잡기 위해 뒷목과 어깨 근육은 하루 종일 밧줄처럼 팽
팽하게 당기고 있습니다. 이것이 바로 어깨가 뭉치고 뻐근한 만성
통증의 원인인 셈이죠.

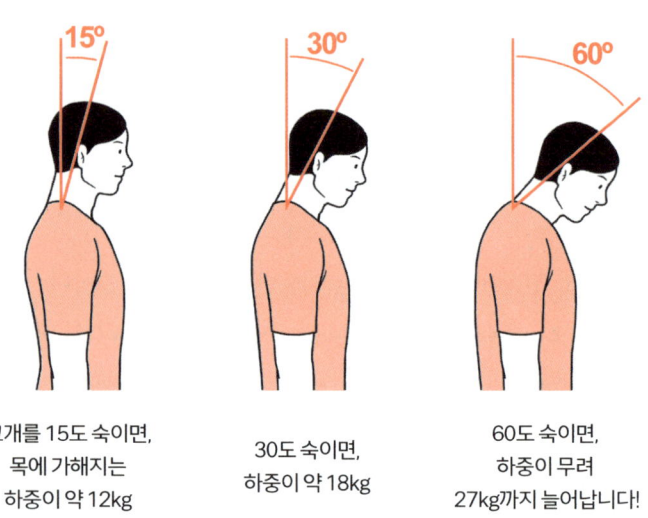

고개를 15도 숙이면,
목에 가해지는
하중이 약 12kg

30도 숙이면,
하중이 약 18kg

60도 숙이면,
하중이 무려
27kg까지 늘어납니다!

　　우리 몸에는 '항상성(homeostasis)'이라는 게 있습니다. 어디가 부
족하면 귀신같이 알고 부족한 부분을 채우려고 하고, 균형을 상실
하거나 몸의 관성에서 벗어날 때면 누가 시키지 않았는데도 알아
서 균형점을 맞추기 위해 몸의 다른 부위들을 활용하려고 하죠. 어
깨도 마찬가지랍니다. 스마트폰 때문에 앞으로 쏠린 상체의 무게

중심을 맞추기 위해 등 근육은 더 구부정해지고, 허리 근육은 더 앞으로 휘면서 몸 전체의 균형을 맞추려고 합니다. 이 과정에서 쓰지 않아도 되는 근육을 쓰게 되고, 힘주지 말아야 할 부위에 힘을 주게 되면서 결국 목 통증이 어깨와 등, 허리 통증으로 이어지는 것이죠.

따라서 평상시 목의 위치나 상체의 자세가 안 좋다는 것은 근육이 과도하게 긴장하고 있다는 뜻인데요. 보통 어깨 통증이 생기면 근육이 약해졌다고 생각하고는 주위에서 지인들이 운동부터 하라고 조언합니다. 이런 상황에 유튜브 건강 채널도 한몫합니다. 최근 온라인과 인터넷은 전문가가 아닌 유튜버들이 갖가지 검증되지 않은 의학 지식을 쏟아놓는 장이 되어버리고 말았습니다. 이런 유튜브 채널은 밑도 끝도 없이 근력 운동만 주장합니다. 너무 안타깝습니다. 이렇게 근육이 단축된 상태에서 근력 운동만 하면 오히려 어깨 사이의 공간이 좁아지고, 힘줄과 뼈 사이에 마찰이 증가하여 염증이 발생하고 이로 인해 없던 어깨 통증도 생길 수 있습니다. 부족한 지식을 갖고 불필요하게 운동하려 하지 마시고 일단 자세부터 바르게 하세요. 그게 정답입니다.

9

어깨 힘줄이 찢어졌다는데 꼭 수술해야 하는 걸까?

"원장 선생님. 한 달 전쯤 어깨가 너무 아파서 동네 병원에서 MRI를 찍었는데요. 오른쪽 어깨 힘줄이 찢어졌다고 당장 수술로 꿰매야 한다고 날짜 잡자고 하시네요. 솔직히 그 말을 듣고 머리가 하얘졌어요. 저 수술 말고 다른 대안은 없는 걸까요?"

사실 수술을 결정하는 일만큼 의사와 환자분 모두 살 떨리는 순간은 없을 거예요. 의사인 저 역시 최대한 안 하고 싶은 게 수술입니다. 부득이한 경우를 제외하고는 수술보다 비수술적 접근을 먼저 생각하게 되는 게 환자분에게나 의사에게나 인지상정일 겁니다. 그런데 문제는 다른 데 있습니다. 많은 환자분이 병원에서 수술을 권유받을 때 주변에다 먼저 묻는데요. 안 그런 경우도 있지만, 그들이 대부분 전문적인 의학 지식이 없는 일반인이라는 데 문제가 있습니다. 부동산 매물은 공인중개사에게 묻고, 자동차 매물은 딜러에게 물어야 하는 게 상식이라면, 수술 여부 역시 전문가인 의사에게 먼저 물어야 하지 않을까요?

꼭 수술이 필요한 건 아닙니다

어깨 힘줄이 찢어졌는데 꼭 수술해야 하는지 묻는 질문은 회전근개파열 진단을 받은 환자분들이 가장 많이 하는 질문입니다. 정형외과 전문의로서 명확하게 답해 드릴 수 있는 점은 회전근개파열이라고 해서 모두 수술이 필요한 것은 아니라는 점입니다. 치료 방향은 힘줄이 얼마나 찢어졌는지(파열의 정도), 그리고 환자분의 어깨 기능 및 통증 정도에 따라 완전히 달라지며, 이는 파열의 종류인 부분층 파열과 전층 파열을 구분하는 것에서 시작됩니다. 말 그대로 부분층 파열은 힘줄의 일부만 손상되고 완전히 끊어지지 않은 상태를 말하며, 전층 파열은 힘줄이 완전히 끊어진 상태를 말합니다. 힘줄이 아직 뼈에 붙어 기능을 일부 수행하고 있다면 수술 없이 통증을 조절하는 보존적 치료가 최우선입니다.

어깨 힘줄이 끊어졌다고 말하면 겁부터 먹는 경우가 많습니다. 그 이유는 '끊어졌다'라는 표현에서 오는 막연한 두려움 때문이기도 하고, 매일 밤 거의 뜬눈으로 지새우는 현실에 대한 막막함 때문이기도 합니다. 그러나 사실 부분층 파열인 경우, 통증이 너무 심하지만 않다면, 비수술적 접근으로 가는 게 맞습니다. 어떤 논문에 따르면, 부분층 파열 환자의 40퍼센트가 전층 파열로 진행한다고 합니다. 따라서 부분층 파열일 때는 증식치료 등 보존적 치료를 하면서 통증을 호전시키는 것이 무엇보다 중요합니다. 더하여 어깨를 더 나쁘게 만들 수 있는 자세, 즉 거북목이나 일자목 자세를 피하고, 어깨를 90도 이상 회전시키는 어깨에 안 좋은 운동, 이를테면 수영이나 테니스, 배드민턴 같은 운동은 피하는 것이 좋습니다.

수술이 필요한 상황

반면 전층 파열이라면 수술적 치료를 고려해야 합니다. 다른 방도는 없습니다. 끊어진 힘줄은 저절로 붙지 않거든요. 전층 파열로 힘줄 결손의 크기가 1년에 평균 약 4mm씩 더 커질 수 있다는 보고도 있습니다. 따라서 제때 수술하지 않으면 시간이 지날수록 점점 크기만 커질 위험이 생기죠. 어깨 회전근개봉합술은 크기가 커질수록 다시 재파열될 확률이 더 높아지게 됩니다. 그리고 전층 파열은 증식치료를 한다고 절대 원래 상태로 되돌아갈 수 없답니다.

가끔 환자분의 상황에 따라 파열이 너무 오래되어 구멍이 이미 커졌거나, 힘줄의 질이 너무 나빠서 봉합 자체가 불가능할 때도 있습니다. 이러한 경우는 환자분의 연령과 기능에 따라 '역행성 인공관절치환술(Reverse Total Shoulder Arthroplasty)'이나 '상부관절낭 재건술(SCR)' 등 기능을 대체하거나 보존하는 다른 방식의 수술적 치료도 고려할 수 있습니다. 중요한 점은 파열의 크기나 힘줄의 수축 정도, 근육의 변성 유무, 그리고 환자분의 연령 및 기능적 요구가 수술 여부를 결정하는 최종 기준이 된다는 사실입니다. 이 부분은 중요한 내용이라서 뒤에서 더 자세히 설명드리도록 하겠습니다.

10

오십견 치료에 좋다는데 브리즈망이 뭐지?

"원장 선생님, 일상이 너무 힘들어요. 거울 앞에서 머리를 빗거나 샤워랑 샴푸 하는 것도 어렵고, 등 뒤 가려운 곳을 긁는 건 상상도 못 하고요. 차에서 안전벨트 매려고 팔을 뻗는 것조차 고역입니다. 너무 답답하고 지쳐서 인터넷을 찾아봤는데 저처럼 오랫동안 낫지 않는 오십견에는 브리즈망 시술이 좋다고 하더라고요? 성누가병원이 브리즈망 시술로 전국 1등이라는데 저도 이번에 받을 수 있겠죠?"

요즘 브리즈망 시술을 받겠다고 내원하시는 환자분들이 부쩍 늘었습니다. 예전에는 제가 환자분에게 적극 소개해 드렸다면, 이제는 주객이 바뀌어서 환자분이 어디선가 브리즈망 이야기를 들고는 저에게 도리어 시술을 받겠다고 먼저 말합니다. 정말이지 격세지감을 느낍니다. 그러고 보니 대한민국에 브리즈망을 소개하고 시술한 지 10년이 넘었습니다. TV나 인터넷 등 매스컴을 타고 여기저기 소문도 나면서 저를 속칭 '브리즈망 전도사'로 소개하는 분도 계십니다. 그래서인지 브리즈망 시술을 받겠다고 전국에서 환자분들이 성누가병원을 찾아오시는데요. 우리나라에 브리즈망 시술을 대중화했다는 보람도 느끼는 동시에 막중한 책임감도 느끼는 요즘입니다.

브리즈망은 게임체인저입니다

저는 흔히 입버릇처럼 말합니다. "브리즈망 시술은 오십견 치료에 있어 게임체인저입니다." 브리즈망 시술은 왜 오십견 치료에 혁명적인 대안이 되었을까요? '브리즈망(Brisement) 시술', 정식 명칭으로 '관절수동조작술(Manipulation Under Anesthesia, MUA)'이라 불리는 방식은 어깨 질환 중에서도 특히 오십견으로 인해 어깨 관절의 운동 범위가 제한되고 굳은 환자분에게 시행되는 비수술적 치료법입니다. '브리즈망'이라는 뜻은 프랑스어로 '찢는다'입니다. 말 그대로 어깨 관절을 감싸고 있는 주머니(관절낭)에 염증이 생기고 두꺼워져 들러붙어 통증과 운동 범위를 제한하는 상태에서 관절낭을 인위적으로 '찢어서' 자유로운 어깨 회전을 되찾아주는 시술이랍니다.

브리즈망 시술의 주된 목적은 치료와 회복의 '시간 단축'에 있습니다. 오십견은 일반적으로 2~3년이라는 긴 시간 동안 극심한 통증과 일상생활의 심각한 불편함을 줍니다. 환자분은 아픈 어깨 때문에 어깨 위로 팔을 들어 올리는 동작을 하지 못하게 되면서 일상이 파괴되는 상황을 맞게 됩니다. 밤에는 통증으로 잠을 이루지 못해 만성 수면 부족에 시달리고, 옷을 입거나 선반의 물건을 내리는 등 간단한 동작조차 불가능해지면서 짜증과 스트레스를 얻습니다. 이에 보존적 치료(약물, 물리치료, 재활운동)를 3~6개월 이상 꾸준히 시행했음에도 어깨 관절의 움직임이 돌아오지 않는다면 브리즈망 시술을 고려해 볼 수 있습니다.

그렇다고 만능키는 아닙니다

아무리 좋은 것이라도 과하면 부족함만 못하겠죠? 브리즈망 시술이 게임체인저인 건 맞지만, 그렇다고 모든 경우에 브리즈망 시술이 가능한 건 아닙니다. 브리즈망도 정해진 절차와 단계에 따라 조건이 맞는 환자분에게 적용할 수 있습니다. 회전근개파열이 동반된 환자에게는 권유하지 않습니다. 따라서 시술 전에는 반드시 엑스레이 검진과 초음파 검사, MRI 검사 등을 통해 어깨 관절과 주변 조직의 상태를 정확히 진단해야 합니다. 의사인 저 역시 다양한 환자분의 상황과 증상을 토대로 시술 가능 여부를 판단할 수밖에 없습니다.

더 중요한 부분은 브리즈망 시술의 궁극적인 성공은 시술 직후의 꾸준한 재활과 관리에 있다는 것입니다. 물리적으로 유착을 제거했다 하더라도 염증이 다시 생기거나 환자가 통증을 두려워하여 움직이지 않으면 어깨는 다시 굳어버리기 쉽기 때문이죠. 브리즈망 시술 후에 확보된 관절 가동 범위를 유지하기 위해 바로 재활운동을 시작하는 것이 무엇보다 중요합니다. 환자분은 의사나 치료사의 지도에 따라 통증이 허용하는 범위 내에서 지속적으로 스트레칭과 운동을 반복해야 합니다. 보통 시술 후 3개월 동안 집중적인 재활치료를 통해 관절의 유연성을 완전히 회복하는 것이 좋습니다.

결론적으로 브리즈망 시술은 오십견으로 인한 만성적인 고통에서 벗어나 일상생활로 빠르게 복귀하고자 하는 환자분들에게 매우 효과적이고 드라마틱한 결과를 가져올 수 있는 게임체인저이지만, 전문의의 정확한 진단과 시술 후 환자의 적극적인 재활 의지가 결합될 때 비로소 완전한 성공을 거둘 수 있습니다. 이 부분은 뒤에서 자세히 다루도록 하겠습니다.

11

잠을 잘못 자서
어깨가 아픈 걸까?

"어깨가 아파서 잠을 못 자는 걸까요, 아니면 잠을 못 자서 어깨가 아픈 걸까요?"

환자분들이 자주 하는 질문입니다. 의학적인 답변은 둘 다입니다. 수면과 어깨 통증은 일방향 관계가 아닌 경우가 많습니다. 양방향 관계, 더 정확하게 말하면 악순환 관계라고 할 수 있죠. 본래 어깨 통증이 있고, 그 어깨 통증이 수면 부족을 가져오는 경우가 대부분이지만, 일단 통증이 시작되면 밤에 잠을 이룰 수 없기 때문에 통증도 악화되는 케이스가 생겨나는 거죠. 하나의 원인이 다른 하나의 원인을 악화시키고, 악화된 원인이 다시 처음 원인을 악화시키는, 이른바 끝없는 피드백 루프가 일어나는 셈입니다.

어깨 통증이 수면을 파괴하는 방식

어깨 질환, 특히 회전근개파열과 오십견은 '야간 통증(night pain)'이 대표적인 특징입니다. 낮에는 그래도 견딜 만하다고 느끼던 환자분도 밤에 몰려오는 극도의 통증은 견디기 힘들다고 말씀하시죠. 그러면 왜 밤에 더 아플까요? 대표적인 이유는 자세에 있습니다. 누운 자세는 위에서 누르는 형국이라 어깨에 부담을 줍니다. 옆으로 누우면 아픈 어깨가 체중을 받죠. 회전근개가 압박당하면, 안 그래도 아픈 부위의 신경이 눌려 통증이 가중됩니다. 그렇다고 반대편으로 누우면, 아픈 어깨가 앞으로 말리면서 아픈 관절낭이 늘어나게 됩니다. 그렇다고 바로 누우면 해결될까요? 서 있을 때는 중력 때문에 팔을 잡아당기면서 어깨 공간이 넓어졌다면, 누워 있으면 이 중력 효과가 사라지게 되면서 어깨 공간이 다시 좁아지게 됩니다. 다시 말하면, 어느 자세로도 편하지 않게 됩니다. 이 때문에 숙면(REM 수면)을 방해하는 겁니다.

야간 통증이 있는 또 다른 이유는 밤이 되면 낮에 비해 움직임이 둔화되기 때문입니다. 낮에는 이것저것 들고 나르고 힘을 쓰며 팔과 어깨를 자주 사용하지만, 밤에는 최소한 6~8시간 동안 같은 자세로 아무 활동도 하지 않기 때문에 근육이 경직되고 관절이 굳게됩니다. 혈류가 감소하고 관절액이 뭉치면서 통증이 심해지는 거죠. 밤 동안 움직임이 없으면 염증 물질도 어깨 조직에 축적되기 쉽습니다. 낮에는 움직여서 염증을 일으키는 물질들이 분산되지만, 밤에는 한 곳에 농축되어 통증을 일으킵니다. 이 같은 이유로 아파서 새벽에 깰 때 어깨가 더 뻣뻣한 겁니다. 또 하나의 설명은 낮에 다른 감각 자극이 활성화된 상태에서 통증에 집중하지 않았다면, 밤에는 조용하고 어둡고 다른 외부 자극이 없어서 오로지 통증에만 집중하기 쉽습니다. 이를 소위 '관문 통제 이론(Gate Control Theory)'이라고 하죠.

수면 부족이 통증을 악화하는 방식

물론 반대의 경우도 가능합니다. 수면 부족이 통증을 더 심하게 만들 수 있죠. 이런 메커니즘은 여러 연구로 설명되었습니다. 2007년, 한 연구에 따르면, 밤에 통증 역치가 평균 15~20퍼센트 감소하면서 낮보다 환자들이 더 통증을 느꼈다고 합니다. 결국 같은 자극에 대해 통증을 더 강하게 느끼는 건데요. 이른바 '통증조절시스템'이 만성 수면 부족으로 무너졌다고 할 수 있겠죠. 결론적으로 3개월 동안 하루 4~5시간만 잔다면, 통증 역치가 정상의 70~80퍼센트 수준으로 떨어진다는 이야기가 되는 겁니다. 같은 어깨 통증이라도 수면 부족 상태에서는 환자분이 느끼기에 30퍼센트 더 아프게 느껴진다고 할 수 있습니다.

순서가 반대입니다

많은 분이 오해하는 것 중 하나가 옆으로 잘못 자서 어깨가 문제가 생겼다고들 하시는데요. 이는 그릇된 정보입니다. 수면 중에 잘못된 자세로 어깨나 허리가 뻐근할 수 있지만, 이런 통증은 하루 이틀 지나면 금세 사라지죠. 몇몇 환자분이 내원해서 증상을 이야기하면서 "잠을 잘못 잤어요."라고 하시는데, 그런 통증은 어깨 질환이 가져오는 통증과 성격이 전혀 다른 것입니다. 먼저 어깨에 문제가 생기고, 그 통증으로 인해 잠자리에 누울 때 염증으로 통증이 심해지는 것일 뿐이죠. 쉽게 말해서 "저는 잠버릇이 고약합니다."라는 말이 어깨 통증의 근본적인 원인이 될 수는 없다는 것입니다.

"당신의 고통은
당신의 이해를 가두고 있는
껍데기를 깨부수는 것이다."

칼릴 지브란

2부

어깨를 바라보는
관점부터
달라져야 하는 이유

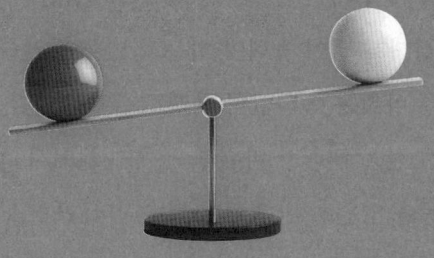

12

시시포스 신화의 교훈,
지금 여러분의 어깨에는?

그리스 신화에서 시시포스는 신들의 노여움을 사서 집채만 한 바위를 산 정상까지 밀어 올려야 하는 형벌을 받았습니다. 하지만 정상에 다다른 바위는 속절없이 아래로 굴러떨어지고 말았죠. 시시포스는 다시 산을 내려가 바위를 어깨에 짊어지고 올라야 하는 무의미한 노동을 영원히 반복해야 했습니다. 프랑스의 철학자 알베르 카뮈는 이것을 인간 존재의 부조리함에 대한 은유로 해석했죠. 어쩌면 우리 인간은 신화 속 시시포스처럼 평생 어깨에 엄청난 무게를 짊어지며 살아가는 존재가 아닐까요? 살아있는 한 어깨에서 바윗돌을 잠깐이라도 내려놓을 수 없는 운명의 존재 말입니다.

오늘도 50대 주부 조명희 씨(가명)의 어깨는 보이지 않는 바위를 감당하느라 잠시도 쉬지 못합니다. 아침 6시, 가족 중에 가장 일찍 일어나 세탁기에서 젖은 빨래를 빼서 빨랫줄에 너는 것으로 하루를 시작합니다. 물에 젖은 패딩과 두터운 스웨터, 탈수기를 돌렸는데도 여전히 묵직한 수건들을 연신 머리 위로 올리느라 탈진할 것만 같습니다. 빨래를 다 널고 나면 가족들의 아침밥을 차리기 시작합니다. 냉장고 문을 여러 번 여닫기를 반복하고, 김치냉장고에서 무거운 김치통을 꺼내느라 어깨는 뻣뻣하게 굳어갑니다. 그렇게 가족들을 각기 회사와 학교로 보내고 싱크대에 남은 냄비와 식기를 닦기 시작합니다. 설거지로 언제나 어깨와 허리가 나갈 것처럼 아프지만 어디 하소연할 데도 없습니다.

집안일은 해도 해도 끝이 없습니다. 설거지를 마치고 조금 한숨을 돌리는가 싶었는데 바로 청소에 돌입합니다. 매일 닦고 닦아도 어디서 그렇게 먼지가 나오는지 높은 곳을 총채로 탁탁 털 때는 어깨가 빠질 것만 같습니다. 이제 저녁 장을 보러 동네 마트에 가야 합니다. 가고 오는 길에 카트를 밀고 오며 무거운 장바구니는 명희 씨의 남은 어깨 힘도 빼놓습니다. 집에 돌아와 높은 선반의 그릇을 꺼냅니다. 머리 위로 팔을 올렸다 내렸다 수십 번 반복한 것 같습니다. 1년 365일, 그렇게 10년 어깨를 쓰면 최소 36만 5천 번은 머리 위로 팔을 올렸다 내렸다 반복한 듯합니다. 명희 씨 어깨에는 시시포스의 바위가 덩그러니 놓여 있습니다.

50대 여성의 역설

'50대 여성의 역설'이라는 말이 있죠. 통계는 명확합니다. 우리나라 50대 여성에게서 회전근개파열 유병률이 급증하고 있다는 뉴스가 들립니다. 왜 50대일까요? 그리고 왜 여성일까요? 폐경 후 에스트로겐 감소 때문일까요? 그럴지도 모릅니다. 하지만 진짜 이유는 더 단순합니다. 명희 씨처럼 그렇게 30년간 어깨를 짓누른 무게, 보이지 않는 노동의 대가, 주부에게 누적된 가사의 부담이 우리나라 50대 여성의 어깨를 망가뜨렸기 때문이죠. 오십견으로 진료실을 찾은 명희 씨는 저에게 이렇게 물었습니다. "저는 헬스장은 근처도 안 가봤고, 운동은 숨쉬기 운동 외엔 한 게 없는데 왜 어깨가 이렇게 아픈지 모르겠어요?" 저는 이렇게 대답했습니다. "어머니, 어머니는 매일 운동하셨어요. 30년간 쉬지 않고요."

현대인의 어깨에는 고대 그리스 신화에서도 예상치 못한 새로운 형벌이 주어졌습니다. 책상 앞의 시시포스는 오늘도 과중한 업무 스트레스와 야근, 구부정한 자세, 불편한 책상 문화로 이미 어깨가 한 뼘을 내려왔다는 걸 몸소 느끼고 있습니다. 이름만 대면 알만한 모 대기업 팀장이었던 유진구 씨(가명)는 여행하기 바쁜 휴가철에 성누가병원 진료실을 찾았습니다. 월차를 하루라도 아껴보겠다는 일념으로 어깨 통증을 버티고 버티다 결국 인내의 한계에 도달하고서 저를 찾아온 거였죠. 유 팀장의 이야기를 들으면 참 눈물겨운 스토리라는 생각이 듭니다.

자세는 괜찮으신가요?

2024년 대한민국 성인의 하루 평균 스마트폰 사용 시간은 4시간 23분이라고 합니다. 스마트폰을 볼 때 고개는 평상시보다 평균 30도 숙여집니다. 이때 목에 가해지는 하중은 18kg이 넘죠. 목이 앞으로 나가면 어깨도 따라 나갈 수밖에 없습니다. 상부 승모근에 과부하가 걸리면서 경직되기 시작합니다. 이렇게 하루 4시간 넘도록 스마트폰을 본다고 생각해 보세요. 밤에 잠을 자도 회복되지 않습니다. 왜냐하면 자면서도 스마트폰을 보기 때문이죠. 인류의 진화는 수백만 년 걸린 오랜 과정이었는데, 스마트폰은 이 과정을 단 10년 만에 바꾸어 놓았습니다. 이 짧은 기간, 우리 어깨는 미처 적응할 시간이 없었죠.

우리 인간들은 어깨에 대기압으로 인해 대략 500kg 전후의 무게를 얹고 살아간다는 말이 있습니다. 어깨 위에 자동차 한 대가 올라가 있다는 말이 과장이 아닙니다. 이런 상황에서 불량한 자세는 지금도 어깨와 상체에 가해지는 하중을 더하고 있습니다. 고개는 앞으로 내밀고, 어깨는 안으로 말리고, 등은 구부정하게 하루 여덟 시간, 주 5일, 1년 2,000시간을 보낸다고 상상해 보세요. 어깨가 탈이 나지 않고 배길 수 있을까요? 이 자세에서 견갑골은 뒤틀리고 앞으로 쏠리고, 덩달아 상완골두도 앞으로 쏠리면서 회전근개가 지속적으로 늘어날 수밖에 없어요. 결국 어깨충돌증후군이나 오십견으로 이어지게 됩니다. 오늘 여러분의 어깨가 아프다면 지금 자세는 괜찮은지 먼저 점검해야 하는 이유입니다.

어깨 통증의 관점을 바꾸세요

어깨 질환은 모든 인류를 위협하는 대표적인 질환으로 꼽힙니다. 여기에는 의학의 발달이 가져온 긴 수명의 역설이 작동하고 있습니다. 100년 전 인간의 평균 수명은 고작 40세에 불과했습니다. 과학자들은 오랫동안 인류가 평균 40세에 맞춰 프로그래밍된 신체를 갖고 살았다고 말합니다. 그런데 그 평균 수명이 최근 들어 거의 두 배 이상 늘면서 각종 문제가 발생한 거죠. 그도 그럴 것이 2024년 한국인의 평균 수명은 83세라고 합니다. 정말이지 진화생물학자들의 말처럼, 수만 년 오랜 진화 과정에서 우리 어깨는 40년 정도만 쓰도록 설계되었을지 모릅니다. 우린 그것을 지금 80년 넘게 한 번도 교체하지 못하고 그대로 쓰고 있는 중입니다.

자동차를 한번 생각해 보세요. 10만 km 달리도록 설계된 부품을 20만 km 달리는 동안 한 번도 교체하지 않았다면 과연 자린고비로서 자동차를 잘 관리한 것일까요, 아니면 언제 고장 날지 모를 위태로운 자동차를 목숨 걸고 타고 있는 것일까요? 자연스럽게 현대인의 어깨도 연식이 바뀌고 마일리지가 쌓이면서 줄곧 마모되고 파열되고 퇴행할 수밖에 없습니다. 오늘날 우리는 '왜 어깨가 아프지?'라는 관점이 아닌 '어떻게 새로운 어깨를 교체할 수 있을까?'를 고민해야 할 시대를 살고 있는지 모릅니다. 회전근개파열은 운이 나빠서 여러분에게 찾아온 질병이 아닙니다. 어쩌면 수명 연장의 필연적 결과일지도 모릅니다. 이건 100세 시대를 맞은 인류에게 내려진 또 다른 시시포스의 천형일지도 모릅니다.

오늘부터 어깨통증과 이별합니다

13

어깨가 이렇게 생겼구나, 해부학적 구조로 본 어깨

여러분, 지금 이 글을 읽으시면서 천천히 손을 머리 위로 들어 올려보세요. 평범하고도 지극히 단순한 행동으로 느껴지지만, 이 동작 하나를 완성하기 위해 여러분의 어깨뼈와 근육, 인대, 힘줄은 완벽한 조화를 이루며 뇌의 지시사항을 수행하고 있는 거랍니다. 마치 베를린 필하모니오케스트라처럼 말이죠. 아무리 장엄하고 아름다운 교향곡도 플루트의 '삑사리' 한 번이 전체적인 곡의 조화를 깨고 말죠. 우리 어깨도 마찬가지랍니다. 뼈와 근육, 인대와 힘줄, 이 중에서 단 하나의 구조에서 삐걱대거나 문제를 일으키면 대번 어깨는 팔을 들어 올리는 간단한 동작 하나 수행할 수 없습니다.

지금도 전국의 수많은 환자분이 아프기 이전까지 너무나 당연

시했던 동작 하나를 제대로 할 수 없게 되었을 때 느낀 일상의 불편함과 자신에 대한 무력감을 고백하고 있습니다. 그들이 하나같이 진료실에서 저에게 하소연하는 넋두리가 있습니다. "어깨가 이렇게 내 몸에서 중요한 부위인지 몰랐어요." 그러면 저는 환자분의 마음을 풀어드리려고 우스갯소리로 한마디 거듭니다. "그러게요. 있을 때 좀 잘하시지 그러셨어요." 그러면 개중에 꼭 지지 않고 한마디 토를 다시는 분들이 계시죠. "이럴 줄 알았나요? 이럴 거라면 평소에 좀 더 아끼며 잘 관리할 걸."

건강은 건강할 때 지키라는 말이 있습니다. 건강을 잃는다면 아무리 후회해도 이미 늦은 일이 되고 말죠. 평소 어깨 건강을 지키기 위해서는 어깨가 어떤 형태, 어떤 구조로 되어 있는지 조금은 이해하고 있어야 합니다. 게다가 이 책을 읽으시려면 어깨의 각 부위에 대한 간단한 명칭 정도는 알아야 글이 술술 읽힐 것 같아서 이번 장은 어깨의 구조에 대해 간단히 설명하고자 합니다.

14년 넘게 어깨를 들여다본 정형외과 의사로서 저는 매일 어깨의 구조를 보고 경탄합니다. 수술실에서 관절경을 통해 어깨 내부를 볼 때마다 정교한 설계에 감탄하지 않을 수 없죠. 어깨는 인체에서 가장 복잡하면서도 가장 자유로운 관절입니다. 전후좌우 360도 회전이 가능한 유일한 관절이니까요. 하지만 그 자유에는 일정한 대가가 있습니다. 바로 구조 불안정성입니다. 어깨 구조는 바로 이 불안정성의 패턴에 따라 이해하면 훨씬 쉽게 알 수 있죠. 어깨가 어떻게 생겼는지, 그 아름다운 구조를 함께 들여다보시죠.

세 개의 뼈가 만나는 삼차로, 어깨

우리 어깨는 견갑골과 상완골, 그리고 쇄골이라는 세 개의 뼈가 만나 이루어집니다. '견갑골(scapula)'은 생긴 게 날개를 닮았다고 해서 붙여진 이름이죠. 그도 그럴 것이 등을 보면 견갑골이 날갯죽지처럼 역삼각형으로 도드라져 보입니다. 견갑골은 단순한 뼈가 아닙니다. 회전근개(극상근, 극하근, 견갑하근, 소원근)를 포함하여 17개의 근육이 부착되어 있어 어깨와 팔의 다양한 동작을 가능하게 합니다. 견갑골은 '견봉'과 '오훼돌기', '관절와'로 구성되어 있습니다. 특히 어깨충돌증후군에서 상완골과 회전근개 힘줄이 견봉 아래에서 주로 충돌합니다.

반면 '상완골(humerus)'은 팔꿈치에서 어깨까지 이어지는 위팔뼈로 어깨 중에서 가장 길고 큰 뼈입니다. 상완골은 어깨 관절의 움직임을 직접적으로 담당하며, 상지(팔)의 근육 대부분이 이 뼈를 감싸고 있습니다. 팔을 돌릴 수 있고, 물건을 들어 올리거나, 팔을 옆으로 벌리는 등 팔의 주요 움직임을 가능하게 하는 건 모두 상완골 덕분입니다. 흥미로운 건, 보통 무릎 관절이나 엉덩이 관절은 뼈가 딱 맞물려 안정적인데, 어깨는 마치 골프공을 티 위에 올려놓은 것처럼 불안정해 보인다는 거죠. 하지만 이 불안정성이 어깨의 자유로운 움직임을 가능하게 해줍니다. 상완골은 '상완골두'와 '대결절', '소결절', '골간'으로 구성됩니다. 이중에서 상완골두는 크기가 관절와보다 훨씬 커서 움직임 범위가 넓은 대신 탈구되기 쉬운 부위랍니다.

마지막으로 '쇄골(clavicle)'은 빗장뼈로 완만한 S자 모양으로 굽은 가느다란 뼈입니다. 미인의 기준 중에 속칭 '쇄골 미인'이 있다고들 하는데요. 쇄골은 팔(견갑골)과 몸통(흉골)을 이어주는 유일한 뼈로써 쇄골이 없으면 팔이 몸통에 제대로 고정되지 못합니다. 상체를 지지하고 팔과 어깨의 안정성을 유지하는 핵심적인 '지지대' 역할을 하는 뼈죠. 쇄골은 '흉골단'과 '견봉단'으로 이루어져 있습니다. 어깨를 이루는 세 개의 뼈를 도식으로 표현하면 다음과 같습니다.

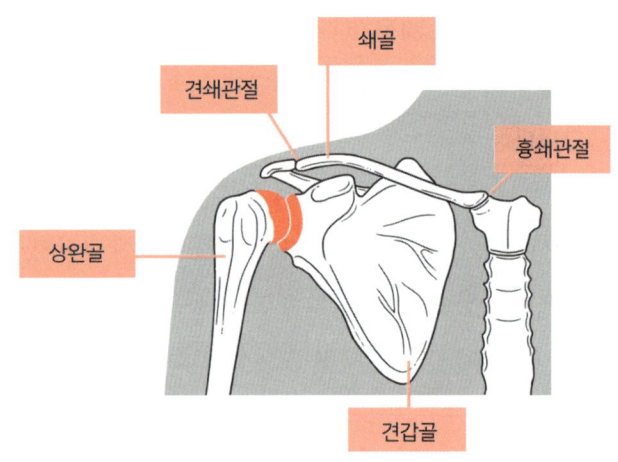

어깨 관절, 실은 다섯 개다

사람들은 대부분 어깨가 하나의 관절이라고 생각하는데 틀렸습니다. 어깨는 다섯 개의 관절이 연결되어 상호 협력하는 복합체라고 할 수 있죠. '관절와-상완 관절'은 상완골두(팔뼈 머리)와 견갑골

오늘부터 어깨통증과 이별합니다

의 관절와가 만나는 부분입니다. 공과 소켓 모양으로 움직임 범위가 가장 넓은 관절입니다. '견쇄 관절'은 견갑골의 견봉과 쇄골의 견봉단이 만나는 부분입니다. 쇄골이 견갑골에 매달리도록 연결하여 견갑골의 움직임을 미세하게 조절하고, 견갑골에 가해지는 힘을 쇄골을 통해 몸통으로 전달하는 역할을 합니다. '흉쇄 관절'은 쇄골의 흉골단과 흉골(가슴뼈)의 상단이 만나는 부분입니다. 어깨와 팔의 모든 움직임에 관여하며, 쇄골을 올리거나 내리고, 앞으로 내밀거나 뒤로 젖히는 움직임을 통해 팔의 넓은 움직임 범위를 보조합니다.

반면 '견갑-흉곽 관절'과 '견봉하 관절'은 뼈와 뼈 사이에 직접적인 관절면은 없지만, 근육이나 연부 조직에 의해 움직임이 일어나는 해부학적 가동 영역입니다. 어깨충돌증후군 수술에서 가장 많은 케이스가 바로 여기에서 발생하죠. 점액낭이 두껍게 부어 있고, 회전근개가 짓눌려 있는 모습을 보면 환자가 얼마나 아팠을지 짐작이 됩니다. 이 다섯 관절은 각자 독립적으로 움직이는 것이 아니라 마치 정교한 톱니바퀴처럼 유기적으로 연동하며 움직입니다. 이러한 협력 덕분에 어깨는 다른 관절에 비해 압도적으로 넓은 가동 범위를 갖는 거죠. 이 중에서 하나의 관절이라도 기능에 문제가 생기면 다른 관절에 과부하가 걸려 통증이나 염증을 유발할 수 있습니다.

회전근개, 네 줄기의 끈

앞으로 이 책에서 자주 언급하게 될 '회전근개(rotator cuff)'는 어깨 관절(견갑-상완 관절)의 안정성과 움직임을 담당하는 네 개의 근육과 그 힘줄(건)을 통칭하는 용어입니다. 네 개의 근육이 상완골두를 감싸며 관절와에 안정적으로 고정시켜주면서, 이름에서 알 수 있듯이, 팔의 회전을 가능하게 합니다. 회전근개는 어깨 안정성의 핵심이라고 할 수 있어요. 마치 손으로 골프공을 받쳐 든 것처럼 말이죠. 회전근개는 위치에 따라 '극상근', '극하근', '소원근', '견갑하근'으로 구성되는데요. 각 명칭의 알파벳 첫 글자를 따서 'SITS'라고 부릅니다.

상완골두 위쪽(대결절)에 붙는 극상근은 팔을 들어 올리는 첫 30도를 책임집니다. 회전근개파열 환자의 90퍼센트는 극상근 파열이라고 보시면 됩니다. 가장 많이 쓰이기에 가장 많이 상하는 근육이죠. 극하근은 주로 팔을 바깥으로 돌리는 데(외회전) 쓰는 근육입니다. 크고 강한 근육이라 잘 찢어지지 않지만, 일단 찢어지면 회복이 어렵습니다. 소원근은 극하근과 함께 외회전을 돕는 근육으로 액와신경이 바로 옆을 지나가기 때문에 수술할 때 항상 조심해야 하는 부위입니다. 마지막으로 견갑하근은 유일하게 어깨 앞쪽에 있는 근육으로 팔을 안으로 돌리는 데(내회전) 쓰는 근육이랍니다. 견갑하근 파열은 진단하기 어려운데요. 앞쪽에 있어서 검사하기도 힘들고 증상도 애매한 편이죠.

오늘부터 어깨통증과 이별합니다

인대와 관절낭, 보이지 않는 끈들

뼈와 근육만으로는 어깨의 안정성을 담보하기에는 부족합니다. 이들을 모두 연결하고 안정시키는 구조물이 필요한데, 그 기능을 담당하는 게 인대와 관절낭이죠. '관절낭(joint capsule)'은 어깨 관절을 둘러싸고 있는 두꺼운 막으로 된 주머니입니다. 정상적인 상태에서는 부드럽고 유연한데요. 오십견 환자분의 관절낭은 두껍고 딱딱하게 굳어 있습니다. 오십견 수술 과정에서 관절낭을 절개하면 '딱' 하고 터지는 느낌이 들 정도로 관절낭이 팽팽하게 수축되어 있는 경우가 많죠. 이 밖에 여러 '인대'가 어깨 주변을 싸고 있습니다.

점액낭, 숨은 조력자

'점액낭(bursa)'은 한마디로 어깨를 원활하게 구동하는 데 도움을 주는 윤활 주머니와 같습니다. 마찰을 줄이는 쿠션이죠. 어깨에는 여러 개의 점액낭이 있지만, 가장 중요한 것은 '견봉하 점액낭'입니다. 정상 점액낭은 관절경으로 보면 거의 보이지 않을 만큼 얇은 막처럼 투명하죠. 하지만 염증이 생긴 점액낭은 두껍고 붉은빛을 띱니다. 때로는 너무 부어서 견봉하 공간을 가득 채우기도 하죠. 회전근개파열 환자를 수술하면 점액낭을 제거합니다. 셰이버로 부어 있는 점액낭을 깎아내면 그제야 그 아래 회전근개가 보이죠. 놀라운 건, 점액낭을 제거해도 다시 자란다는 것입니다. 몇 달 후면 새로운 점액낭이 형성되죠. 인체의 재생 능력은 정말 신비롭습니다.

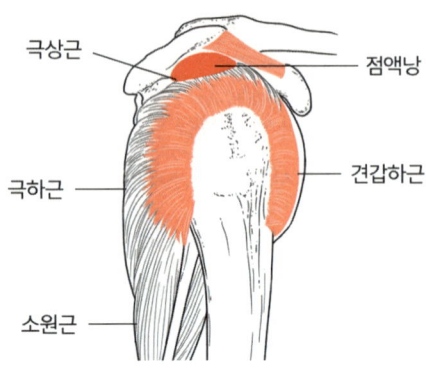

극상근　　　　　　　　　점액낭

극하근　　　　　　　　　견갑하근

소원근

　　어깨는 인체에서 가장 자유로운 관절이면서 동시에 가장 불안
정한 관절입니다. '어깨의 역설'이라고 하죠. 무릎이나 엉덩이는 뼈
가 딱 맞물려서 안정적인 구조를 갖고 있습니다. 웬만해서는 탈구
가 되지 않죠. 그래서 움직임은 제한적일 수밖에 없습니다. 한 방향
으로만 구부렸다 폈다 할 수 있어요. 어깨는 정반대입니다. 뼈와 힘
줄, 인대는 서로 불안정하게 맞물려 있지만, 360도 모든 방향으로
자유롭게 움직일 수 있도록 자유도를 보장합니다. 이러한 어깨의
운동 범위를 제한하는 대표적인 질환이 바로 오십견입니다. 네발
로 걷는 동물들에겐 어깨 질환이 거의 없다고 합니다. 직립보행과
팔의 자유로운 사용, 그 진화의 대가를 우리는 지금 어깨 통증으로
치르고 있는지도 모릅니다.

14

조금만 스트레스를 받으면
왜 어깨가 자주 뭉칠까?

우리는 누구나 마음속에 짐을 하나씩 이고 지고 살아갑니다. 그 짐은 때로는 목표라는 이름의 황금빛 보석이기도 하고, 때로는 성공이라는 이름의 트로피이기도 하죠. 그런데 이상하게도, 이 마음의 짐은 항상 우리 몸에서 가장 취약한 곳, 바로 어깨에 내려앉습니다. 왜 우리는 조금만 스트레스를 받으면 어깨가 뭉쳐 딱딱한 갑옷을 두른 듯한 느낌을 받을까요? 이 현상은 단순히 근육의 문제가 아니라, 우리 몸이 스트레스라는 보이지 않는 위협에 대처하는 가장 원시적이고도 섬세한 방어 기제가 작동하는 방식이기 때문입니다.

어깨는 스트레스의 저울이다

우리 몸의 근육은 감정을 기록하는 계기판과 같습니다. 기쁨과 편안함은 플러스로 기록되지만, 불안과 걱정, 압박감 같은 스트레스는 마이너스로 기록되죠. 스트레스는 우리 뇌에 위험 신호를 보냅니다. 마치 먼 옛날 사냥꾼이 숲속에서 맹수를 만난 것처럼 말이죠. 뇌는 당장 신체의 생존을 위해 싸울지 아니면 도망칠지 결정하도록 요구합니다. 이른바 '투쟁-도피 반응(Fight-or-Flight Response)'이죠. 이때 가장 먼저 준비 태세를 갖추는 것이 바로 근육입니다. 그중에서 승모근과 주변 어깨 근육들은 머리와 척추를 지지하며 외부의 충격으로부터 가장 중요한 신경 다발이 지나가는 목 부분을 보호해야 하는 최전방 수비수의 역할을 맡고 있습니다.

현재는 맹수나 포식자의 위협에 웅크리고 있을 이유가 없습니다. 마감 기한과 업무 성과, 상사의 눈초리, 풀리지 않는 관계의 실타래 등 현대인의 투쟁-도피 반응을 자극하는 온갖 스트레스가 그 자리를 대신할 뿐이죠. 우리 몸은 매 순간 이 미세한 위협에 반응합니다. 더 이상 싸울 필요도, 도망칠 필요도 없는 도시의 삶 속에서 승모근은 무의식적으로 언제든 튀어 나갈 수 있게 준비하라는 명령에 따라 쉴 새 없이 수축하는 셈입니다. 스트레스를 받으면, 근육 세포 속에서는 혈액순환이 원활하지 못해 피로 물질과 젖산(Lactic acid)이 쌓이기 시작합니다. 노폐물은 정체되고 어깨 근육은 점점 딱딱하게 굳어버립니다. 이것이 우리가 스트레스를 받을 때마다 느끼는 '어깨가 뭉쳤다'라는 감각의 실체랍니다.

오늘부터 어깨통증과 이별합니다

스트레스를 풀어야 어깨가 풀립니다

우리 몸에는 스스로 움직이는 자동 조절 시스템인 '자율신경계(Autonomic Nervous System)'가 있습니다. 이는 몸을 흥분시키는 교감신경과 안정시키는 부교감신경으로 나뉩니다. 스트레스가 발생하면, 정신적, 육체적 위협에 대해 뇌는 즉각적으로 교감신경을 활성화합니다. 교감신경은 이때 아드레날린과 노르에피네프린 같은 호르몬을 분비합니다. 이 호르몬은 심장 박동을 빠르게 뛰게 만들고 혈압을 높여 호흡을 가쁘게 합니다. 또한 당장 즉각적인 행동을 취할 수 있도록 골격근으로 혈액을 집중하여 주변 근육을 긴장하게 하죠. 특히 목과 어깨, 등, 턱 주변의 근육들이 자신도 모르게 단단하게 수축합니다. 이는 외부 충격으로부터 몸을 보호하려는 본능적인 방어 자세이기도 합니다.

결국 어깨 통증은 우리가 나약해서가 아니라 우리 몸이 스트레스로부터 우리 자신을 보호하기 위해 얼마나 치열하게 싸우고 있는지를 보여주는 정직한 증거입니다. 높은 코르티솔 수치는 교감신경을 계속 자극하여 근육이 이완되지 못하고 만성적인 긴장 상태에 놓이게 합니다. 마치 시동을 끈 자동차의 브레이크를 계속 밟고 있는 것과 같습니다. 만성적인 근육 긴장은 그 자체로 통증을 유발하는 악순환의 고리를 만듭니다. 이러한 스트레스의 악순환이 반복되면, 근육 섬유 일부가 계속 수축된 상태로 매듭처럼 뭉치는 통증유발점이 생기죠. 이 지점은 누르면 극심한 통증을 느끼게 하며, 관련 없는 다른 부위까지 통증을 퍼뜨리기도 합니다. 뭉친 어깨가 풀리려면 스트레스를 풀어야 합니다.

결론적으로 만성 스트레스로 인한 코르티솔 분비의 불균형은 단순히 스트레스 호르몬 수치의 변화를 넘어, 면역계, 대사계, 신경계, 심혈관계 등 신체 전반의 건강에 심각한 악영향을 미칠 수 있습니다. 어깨는 오늘, 마음이 짊어진 무게를 고스란히 체감하며 일상의 스트레스에 대해 조용히 경고하고 있는 것입니다. 스트레스와 근육 긴장의 관계는 단순히 기분 탓이 아닌 명백한 신경-호르몬-근육 시스템 상호작용의 결과랍니다. 저는 그래서 내원하신 환자분을 진료할 때 자율신경 검사뿐 아니라 혈액 검사, 기능의학 검사 등을 통해 토털 케어를 목표로 삶 전반을 진료하려고 애씁니다.

15

오십견이라고
당장 수술하라는데 맞을까?

"동결견이시네요."

많은 환자분이 동결견이라는 말에 흠칫 놀라십니다. 우선 그 이름에서 오는 낯설고 조금은 무서운(?) 어감 때문인 것 같아요. '동결'이라는 단어는 '동결건조식품'이나 '임금 동결' 같이 일상에서 흔히 접하는 말은 아니기도 하죠. 동결견이라는 이름보다 일반인들에게는 역시 '오십견'이라는 말이 더 익숙할 겁니다. 이보다 더 전문적인 표현으로는 '유착성 관절낭염'이라는 명칭도 있습니다. 동결견이 관절낭이 얼음처럼 굳었다는 의미의 비유적 표현이라면, 유착성 관절낭염은 증상의 원인을 표현한 것입니다.

동결견이라는 이름은 차라리 이 질환의 가장 특징적인 증상인 어깨 관절의 움직임 제한을 직관적으로 표현합니다. 오십견이 진행되면 어깨 관절을 둘러싸고 있는 관절낭에 염증이 생기고 두꺼워지며 섬유화(유착)가 일어납니다. 이로 인해 관절낭이 수축하고 탄력을 잃게 되죠. 수축된 관절낭으로 인해 상완골두(위팔뼈 머리)가 견갑골의 관절와 내에서 부드럽게 움직일 수 있는 공간이 점점 좁아지게 됩니다. 마치 관절이 얼어붙은 것처럼 모든 방향(굴곡, 외전, 내회전, 외회전)으로의 움직임이 현저하게 제한되고 통증을 동반하게 되면서 '동결견'이라는 이름이 붙었습니다.

오십견은 나이 든 사람만 걸릴까?

오십견이라는 이름은 50세 전후에 주로 발병한다는 의미에서 유래했지만, 실제로 나이와만 직접적인 관계가 있는 것은 아닙니다. 그렇다고 나이와 무관한 질병도 아니죠. 가장 흔하게 발병하는 연령대가 40~60세 사이이기 때문입니다. 이는 오십견이라는 이름이 어느 정도 통계적 근거가 있음을 의미합니다. 의학적인 진단명인 '유착성 관절낭염'에는 나이에 대한 언급이나 암시가 없습니다. 따라서 오십견이라는 명칭은 역사적인 명칭일 뿐 질환의 발병 원인이 나이 자체에 국한된다고 보기는 어렵습니다.

오십견의 정확한 원인은 아직 명확하게 밝혀지지 않았고, 다양한 위험 인자와 관련이 있는 것으로 알려져 있습니다. 일단 나이가 들면 관절 주변의 콜라겐 섬유의 질이 변하고 탄력을 잃게 됩니다. 이러한 퇴행성 변화는 관절낭이 외부 자극에 더 취약해지고, 염증

오늘부터 어깨통증과 이별합니다

발생 시 섬유화 및 유착이 더 쉽게 일어나도록 할 수 있습니다. 이를 '일차성 동결견'이라고 합니다. 반면 이차성 동결견은 어깨 주변의 다른 질환이나 부상(예: 회전근개파열, 석회성건염, 팔 골절)으로 인해 장기간 어깨를 움직이지 않고 고정하는 경우(슬링 착용 등) 관절낭이 유착되어 동결견이 발생할 수 있습니다. 운동 부족은 어깨 관절의 혈액순환을 저해하고 유착을 가속화하죠.

오십견 발병률을 현저히 높이는 질환도 있습니다. 대표적인 것이 당뇨병이죠. 당뇨병 환자는 일반인에 비해 오십견 발생 위험이 다섯 배 이상 높다는 통계가 있습니다. 고혈당으로 인해 관절낭 내 콜라겐에 당 성분이 침착되어 염증과 섬유화가 촉진되기 때문이죠. 갑상선 질환도 오십견과 관계가 있습니다. 갑상선 기능 항진증 또는 저하증을 앓는 환자에게서도 오십견 빈발이 보고됩니다. 그밖에 심장 질환, 파킨슨병, 뇌졸중 등도 오십견 발생 위험을 높이는 것으로 알려져 있습니다. 종합적으로 오십견은 나이 자체가 원인이라기보다는 나이와 함께 증가하는 퇴행성 변화와 전신 대사 질환 등이 복합적으로 작용하여 관절낭에 염증과 유착을 일으키는 질환으로 이해할 수 있습니다.

오십견은 수술이 필요할까?

"제가 알기로 오십견은 보통 주사치료나 운동치료 같은 걸 먼저 꾸준히 해보는 걸로 아는데 맞는지요?" 수술의 공포는 모든 사람에게 똑같이 다가옵니다. 몸에 칼을 대는 데 아무렇지 않은 사람은 아마 거의 없을 겁니다. 사실 의사인 저도 수술이 무서운데 환자분은 오죽하시겠어요? 다른 병원에서 오십견 때문에 수술을 받아야 한다는 이야기를 듣고 성누가병원에 찾아오신 분들이 가장 많이 물어보는 질문 중 하나가 바로 위 질문입니다. 최대한 수술을 뒤로 미루려는 그 마음은 충분히 이해가 갑니다. 물론 무턱대고 수술을 권하는 의사는 없을 거라고 봐요. 이것저것 해보다가 안 되니까 마지막 수단으로 수술을 권하지 않았을까 싶습니다.

다른 어깨 질환과 마찬가지로 오십견 역시 수술적 치료보다 비수술적 치료가 우선적이며, 그중에서도 수술과 같은 효과를 내는 것이 바로 브리즈망 시술입니다. 앞에서 말씀드린 것처럼, 브리즈망 시술은 오십견 치료에서 굳고 유착된 관절낭을 강제로 풀어주는 시술을 통칭하는 용어입니다. 프랑스어로 '찢는다'는 의미에서 유래한 것처럼 오십견의 주된 병변인 관절낭 유착을 직접적으로 해결하여 가동 범위 회복을 끌어내는 데 가장 유익합니다. 수술이 부담되거나 걱정스럽다면 브리즈망이라는 대안이 있으니 결정을 내릴 때 선택의 범위가 넓어졌다고 할 수 있겠죠. 오십견 환자분이 가장 힘들어하는 증상이 운동 범위 제한인데, 전통적인 물리치료는 시간이 오래 걸리고 통증 때문에 운동 범위를 확보하기 어려운 반면, 브리즈망은 시술 직후 환자의 수동적인 관절 가동 범위를 크게 넓혀준다는 장점이 있습니다.

오늘부터 어깨통증과 이별합니다

16
오십견, 시간이 지나면 저절로 낫는다는데 맞는 말일까?

"선생님, 제가 너무 미련하고 어리석었어요. 다들 오십견은 시간이 약이라고, 그냥 두면 저절로 낫는다고 해서 그 말만 믿고 버티다가 이렇게 돼버렸어요."

진료실에서 70대 정성철 씨(가명)를 뵌 것도 벌써 1년 반이 넘었습니다. 할아버지가 처음 저를 찾아왔을 때만 해도 어깨 위로는 양쪽 팔을 아예 들어 올릴 수 없는 심각한 상황이었습니다. 오십견이 오면서 할아버지의 생활은 그 순간 그대로 멈췄다고 했습니다. "처음엔 그냥 좀 뻐근한 정도였어요. 병원도 가기 싫고, 주사 맞기도 싫고 해서 그냥 참았죠. 6개월, 1년. 너무 아플 때는 그냥 파스만 붙이고 버텼어요." 심각성을 인지했을 때는 이미 2년이 지난 시점이었다고 했습니다. 지방에 사는 딸이 오랜만에 집에 들러서 할아버지를 보고는 "아니, 대체 이 지경이 될 때까지 뭐하셨냐?" 화를 버럭 냈다고 하네요. 그렇게 딸의 성화에 못 이겨 병원 진료실을 찾은 거였어요. 어쩌면 그날 딸의 불호령이 없었다면 할아버지는 지금도 그냥 그렇게 악으로 깡으로 버티며 사시지 않았을까요?

제가 팔을 들어보라고 하자, 할아버지는 있는 힘을 다해 팔을 들어 올렸는데도 겨우 80도에 불과했습니다. "제가 도와드릴게요." 이번엔 제가 할아버지의 팔을 받쳐 천천히 들어 올리려 했습니다. 그런데 90도쯤에서 단단한 벽에 부딪힌 것처럼 올라가지 않았죠. 강제적으로 올리려고 해도 꿈쩍도 하지 않았습니다. 심각했습니다. 관절낭이 완전히 굳어버린 것이었죠. 상황을 직감한 할아버지는 호흡이 가빠지면서 이내 울먹이기까지 했습니다. "할아버지, 그럼 뒤로 돌려볼까요?" 그는 팔을 등 뒤로 돌리려 했지만, 손은 엉덩이에도 닿지 않았습니다. 이 정도면 화장실에서 큰일을 보고 뒤를 닦을 때마다 엄청 힘드셨을 게 뻔한데, 어떻게 이렇게 될 때까지 미련하게 버티실 수 있었을까요?

저는 할아버지를 조금은 이해할 수 있을 것 같습니다. 병원이라는 데가 원래 문턱이 높은 곳입니다. 기본적으로 사람들은 병원이라는 곳을 가고 싶어 하지 않죠. 의사인 저도 가끔은 병원 가기가 싫은데 일반 환자분들은 오죽하겠어요? 그 부분은 그냥 원래 그러려니 접고 넘어갈 수 있습니다. 문제는 어깨 통증에 대한 일반인의 편견, 특히 오십견에 대해 사람들이 갖고 있는 두터운 오해의 장벽입니다. 개인적으로 저는 이 부분을 깨고 싶은데 사회는 아직까지 요지부동인 것 같아요. "옷 입을 때도, 셔츠 단추를 끼울 때도, 뒷주머니에서 지갑 꺼낼 때도 뭘 하나 제대로 못하겠어요. 제가 어쩌다 이렇게 되었을까 너무 고통스러워요." 할아버지의 눈가에는 어느덧 눈물이 맺혔습니다.

MRI 결과는 관절낭이 극도로 비후되고 섬유화되어 있었죠. 관절낭은 거의 사라진 상태였고, 이름 그대로 동결견, 이른바 냉동 단계를 넘어 만성화된 상태였습니다. 저는 진료실에서 천천히 설명을 드렸습니다. "오십견이 저절로 낫는다는 말은 반은 맞고 반은 틀려요. 초기에 적절히 치료하면 3개월에서 6개월 안에 좋아지는 경우가 대부분이에요. 하지만 2년 동안 방치하면 관절낭이 너무 굳어져서 회복이 훨씬 어려워져요." "그럼 수술해야 하나요?" 최악의 시나리오를 떠올리자 할아버지의 눈동자는 잠시 흔들렸어요. "먼저 국소마취를 하고 브리즈망 시술을 해볼 수 있어요. 국소마취 상태에서 관절낭의 유착을 강제로 풀어주는 거죠. 그리고 집중적인 재활치료를 해야 해요. 그래도 안 되면 마지막 수단으로 관절경수술을 고려해야 합니다."

오십견, 쉬운 병이 아닙니다

오십견은 정형외과 교과서에도 2~3년은 고생하는 병으로 되어 있습니다. 시간이 지나면서 통증은 줄어들 수 있지만, 운동 범위가 좁아지는 건 나아질 수 없습니다. 문제는 오십견 그 자체보다 오십견에 대해 갖고 있는 일반 대중의 오해와 편견입니다. "나이가 들면 누구나 오십견이 온다, 오십견은 고칠 수 없다, 오십견은 수술로 치료할 수 있는 병이 아니다, 시간이 지나면 저절로 오십견이 낫는다더라.” 이러한 루머가 여기저기서 확대 재생산되고 있는 상황을 현직 의사의 한 사람으로서 지켜보고 있는 게 가슴 아픕니다.

운동해선 안 된다고요?

특히 오십견을 진단받은 환자분에게 앞으로 운동을 절대로 하면 안 된다고 말리는 병원도 있습니다. 개인적으로 제 경험을 소개하자면, 내원하신 환자분 중에도 이전 병원에서 아무 운동도 하지 말고 주사만 맞으면 된다고 들어서 그 말만 믿고 수년간 통증 치료만 했다는 분들이 계십니다. 결국 어깨가 더 굳어져서 아예 어깨를 위로 움직이지 못하게 될 때쯤 주변 지인의 추천으로 성누가병원에 오시는 거죠.

통증주사만 맞고 다닌 환자의 결말

앞서 밝혔던 것처럼, 오십견 치료가 기본적으로 통증 치료와 염증 치료, 운동 범위 치료라는 삼박자가 어우러져야 일상생활 복귀라는 소기의 목표에 도달할 수 있습니다. 통증만 치료해서는 어깨가 올라가지 않는 문제를 절대 해결할 수 없습니다. 오십견을 ‘악마의 질환’이라고 부르는 이유는 통증도 통증이지만, 팔이 올라가지 않아 일상생활에서 머리를 감거나 옷을 입는 등 기초적인 활동을 할 수 없는 데서 오는 자괴감과 낭패감 때문입니다. 파스를 붙이고 소염진통제를 복용하며 아픔을 잠시 잊을 순 있겠지만, 원인을 해결하지 않고서는 결과적으로 다시 어깨가 아파지고 팔은 올라가지 않게 됩니다.

통증 치료	약물치료, 주사치료	
염증 치료	체외충격파치료	**치료의 완성**
운동 범위 치료	스트레칭, 도수치료	

　문제는 이런 환자에게 일어날 수 있는 여러 부작용과 합병증의 위협입니다. 근본적으로 스테로이드 주사는 호르몬이기 때문에 고용량이나 반복적으로 주사할 때 면역 기능이 약화되고, 혈당이 상승하며, 골다공증 및 골괴사가 일어날 위험이 높아지죠. 환자분 사이에서 '뼈 녹이는 주사'라는 농담 섞인 별명이 돌아다니는 이유도 여기에 있습니다. 특히 당뇨병 환자분에게는 당 대사에 영향을 주어 혈당 스파이크를 일으킬 위험이 있기 때문에 주의해야 합니다. 빈도가 그리 높진 않지만 위장 벽을 자극하여 위염이나 위궤양의 위험을 높일 수 있고요. 체액 저류를 유발하여 혈압을 높일 수도 있습니다. 얼굴이 달덩이처럼 변하는 '쿠싱증후군(Cushing's syndrome)'과 유사한 증상이 일어난다는 보고도 나옵니다. 스테로이드 주사를 맞고 딸꾹질이 안 멈춰진다는 분도 보았고요. 여성 환자분의 경우에는 생리불순이 오기도 합니다.

17

팔을 들어 올릴 때
달그락거리는 소리가 난다면

　52세 여성 환자 김순희 씨(가명)가 한 손으로 오른쪽 어깨를 쥐며 진료실 문을 들어섰습니다. 그녀의 심각한 표정에서 남모르게 수개월간 참아온 고통의 흔적이 역력했죠. 의자에 앉자마자 순희 씨는 어깨가 안 올라가고 어깨를 돌릴 때마다 자꾸 소리가 난다고 하소연했습니다. "언제부터 아프셨어요?" "정확히는 모르겠어요. 한 6개월 전쯤부턴가? 조금씩 아프더니 이 지경이 되었네요. 처음엔 그냥 나이 들어서 그런가 보다 했죠. 파스 붙이고, 찜질하면 괜찮아질 줄 알았는데…" 그녀는 말끝을 흐렸습니다. 문진과 검사를 통해 김순희 씨의 병명은 어깨충돌증후군이었습니다. "네, 어깨충돌… 뭐요? 난 오십견인 줄 알았는데…" 사실 순희 씨의 이런 반응도 이해가 되지 않는 건 아닙니다.

'어깨충돌증후군(Shoulder Impingement Syndrome)'이라고 말하면, 김순희 씨처럼 환자분들은 대뜸 "어, 저는 누구랑 부딪힌 적이 없는데요?"라고 반문합니다. 아마도 '충돌'이라는 말 때문에 그렇게 생각하기 쉬운데요. 참 신기한 건 어깨충돌증후군 환자분은 내원하기 전에 스스로 병명을 열에 아홉은 '오십견'으로 착각했다는 사실입니다. 서로 짜기라도 한 것처럼 우리나라 환자분들은 어깨 통증을 죄다 오십견으로 몰아붙이는 데 선수들인데요. 오십견과 어깨충돌증후군은 엄연히 다른 질환입니다. 도로 위에서 자동차끼리 정면에서 부딪히는 건 '충돌'이라 불러야 맞겠죠. 그러나 어깨충돌증후군은 실제로 사람이나 물건에 부딪혀서 발생하는 게 아니라 어깨뼈와 회전근개 힘줄이 긁히면서 생기는 겁니다. 쉽게 말해서, 신체 '외부의' 물리적 충격 때문이 아니라 어깨 '내부의' 구조적 문제 때문인 거죠.

어깨충돌증후군의 원인

그러면 어깨충돌증후군은 대체 왜 생기는 건지 구체적으로 알아보시죠. 대표적인 원인은 어깨 구조물을 이루는 공간이 충분해야 어깨가 부드럽게 돌아가는데, 충격과 마찰, 과도한 사용, 노화 등 여러 가지 이유로 이 공간이 좁아지면서 어깨 구조물끼리 맞부딪히기 때문입니다. 인간의 어깨라는 것이 매우 정교하고 섬세한 균형을 갖고 있는 기관이다 보니 약간의 어긋남으로도 문제가 발생할 수 있죠. 이외에도 어깨 힘줄에 칼슘이 침착하거나, 견봉하 점액낭이 비후하면서 비대해진 구조물끼리 부딪히는 경우, 견봉이 골절되거나 골극이 자라나 힘줄을 지속적으로 긁는 경우에도 어깨충돌증후근이 발생하거나 악화할 수 있습니다.

어깨충돌증후군의 증상

어깨충돌증후군 환자분들이 팔을 들어올리거나 움직일 때 '뚝' 또는 '삐걱삐걱' 하는 소리를 흔히 경험합니다. 전문적으로는 '염발음(crepitus)'이라고 하는데요. 어깨충돌증후군의 전형적인 증상 중 하나죠. 여러 관련 논문과 의학 자료를 종합해 보면, 이 불쾌한 소리의 원인은 크게 두 가지로 나누어 볼 수 있습니다. 첫째, 어깨의 기계적 마찰에 의한 소음입니다. 이게 가장 주된 원인으로 꼽히죠. 염발음은 어깨를 들어 올리는 동작에서 회전근개 힘줄(특히 극상근)이 어깨의 지붕 역할을 하는 견봉뼈와 맞부딪히면서 발생합니다. 이 좁아진 공간(견봉하 공간)에서 반복적인 마찰이 염증을 일으키기도 합니다.

팔을 들어 올릴 때 회전근개 힘줄이 견봉의 아래쪽 면과 부딪치면서 '덜그럭'거리는 소리가 나는 거죠. 퇴행성 변화로 인해 견봉에 뼈(골극)가 자라나거나 모양이 변형된 경우, 또는 힘줄 자체가 손상되어 표면이 너덜너덜하고 거칠어질 때 마찰음이 더 쉽게 발생할 수 있습니다. 둘째는 두꺼워진 점액낭의 마찰 때문에도 소리가 날 수 있어요. 견봉하 공간에는 힘줄의 움직임을 부드럽게 하는 점액

오늘부터 어깨통증과 이별합니다

낭이 있습니다. 충돌이 계속되면 이 점액낭에 염증이 생기고 두꺼워지는데, 이 두꺼워진 점액낭이 움직일 때 주변 조직과 마찰하면서 불쾌한 소리가 나는 거죠.

어깨충돌증후군의 진단

어깨충돌증후군은 문진과 신체검사, 영상 검사를 통해 진단받을 수 있습니다. 엑스레이 검사와 초음파 검사, MRI 검사를 통해 뼈 모양과 구조를 들여다보고 인대나 근육, 힘줄 손상이 있는지 확인할 수 있습니다. 초음파 검사는 의사가 직접 어깨를 보면서 실시간으로 진단합니다. MRI 검사에 비해 가격이 저렴하기에 현장에서 많이 활용되고 있습니다.

다음의 자가진단표를 체크해 보시면 어깨충돌증후군을 판별하는 데 도움이 될 수 있습니다. 이 문항들이 의학적 진단을 대체할 수는 없지만, 환자분이 지금 겪고 있는 증상의 단계와 경향을 확인하는 데 귀한 관점을 줄 수 있습니다. 물론 내원해서 책임 있는 전문의의 진단을 받는 게 분명하고 정확한 소견을 얻을 수 있겠죠. 해당 문항을 천천히 읽으시면서 본인의 상황에 맞는다면 '예', 틀리다면 '아니오'에 체크해 보세요. 다 마치고 나면 체크된 '예'의 개수를 확인하여 어깨충돌증후군의 가능성을 미리 점찍어볼 수 있겠습니다.

번호	문항	예	아니오
1	팔을 옆으로 들거나 머리 위로 올릴 때 어깨가 아프다.	☐	☐
2	팔을 뒤로 젖히거나 허리에 손을 올릴 때 아프다.	☐	☐
3	통증이 주로 어깨 바깥쪽(삼각근 부위)에서 느껴진다.	☐	☐
4	통증 때문에 밤에 잠을 이루기 어렵다(특히 옆으로 누웠을 때).	☐	☐
5	아픈 쪽 팔로 머리 감기나 옷 입기, 세수하기가 불편하다.	☐	☐
6	어깨를 움직일 때 '걸리는 느낌'이나 '소리(딱딱, 끼익)'가 난다.	☐	☐
7	통증이 처음에는 특정 동작에서만 있었지만, 점점 일상 동작에서도 나타난다.	☐	☐
8	팔을 내릴 때보다 올릴 때 어깨가 더 아프다.	☐	☐
9	어깨 통증이 시작된 이후 팔을 잘 안 쓰게 되었다.	☐	☐
10	최근 어깨를 반복적으로 사용하는 활동(운동, 노동 등)을 많이 했다.	☐	☐

위 자가진단표에서 '예'가 2개 이내라면, 어깨충돌증후군의 가능성이 매우 낮은 경우로 보입니다. 어깨를 자주 사용하면서 일시적인 근육통이나 피로일 수 있습니다. '예'가 3~5개라면, 어깨충돌증후군의 초기 상황일 가능성이 있어 보입니다. 스트레칭과 자세 교정, 휴식이 필요합니다. 반면 '예'가 6개 이상이라면, 어깨충돌증후군일 가능성이 매우 높습니다. 즉시 가까운 정형외과에 가서 전문적인 검진을 받기 추천합니다.

어깨충돌증후군의 치료

어깨충돌증후군은 통증 치료와 마찰로 인한 염증 치료, 그리고

오늘부터 어깨통증과 이별합니다

근육의 불균형 및 자세 회복을 위한 치료로 나누어 접근할 수 있습니다. 어깨 통증으로 진료실을 찾았던 김순희 씨 역시 이 세 가지 치료를 단계적으로 받았습니다.

1) 통증 치료

어깨충돌증후군으로 병원을 찾은 환자분들은 공통점을 갖고 계신데요. 말 못 할 극심한 통증으로 평소 수면의 질이 떨어지면서 극도의 스트레스와 함께 신경이 곤두선 경우가 많습니다. 그래서 환자분에게 근본적인 치료도 필요하지만, 의사는 일단 심한 통증부터 먼저 없애는 데 초점을 맞추게 됩니다. 이때 사용하는 방법이 '근육신경주사(Muscle Nerve Block Injection)'를 주입하는 것입니다. 근육신경주사는 통증 완화를 통해 어깨 관절의 움직임을 개선하고 재활치료를 효과적으로 진행하기 위해서 활용됩니다. 특정 부위에 국소마취제를 주사했을 때 통증이 현저히 줄어든다면, 그 부위가 통증의 주요 원인이라는 사실을 말해주는 것이죠. 결론적으로 어깨충돌증후군에서 근육신경주사는 급성 통증을 빠르게 제어하여 환자가 통증 없이 정상적인 재활과 운동을 시작할 수 있도록 돕는 보존적 치료입니다.

2) 마찰로 인한 염증 치료

통증이 어느 정도 잡혔다면 바로 염증 치료를 해야 하는데요. 저는 이때 체외충격파치료를 합니다. '체외충격파치료(Extracorporeal Shock Wave Therapy, ESWT)'라고 하면 무언가를 부수는 치료라고 생각해서 공포에 질리는 환자분이 계신데요. 흔히 요로결석이 있는 경우에도 체외충격파치료를 통해 결석을 깹니다. 반면 정형외과에서 시행하는 체외충격파치료는 요로결석에서 사용하는 에너지의 10분의 1 이하를 쓰기 때문에 물리적인 파괴력은 거의 없다고 해도 과언이 아니죠. 체외충격파치료의 원리는 충격파가 통증을 느끼는 신경 섬유를 자극하여 통증 전달 물질의 분비를 줄이고, 일시적으로 신경을 둔화시키는 방식입니다.

장점은 이뿐만이 아닙니다. 충격파는 손상된 조직 주변의 혈관 생성을 유도하고 성장 인자의 분비를 촉진합니다. 이는 국소적인 혈류를 증가시켜 염증 물질을 배출하고 손상된 힘줄(회전근개)이나 점액낭 조직의 재생을 돕습니다. 체외충격파치료는 수술이나 시술과 달리 별다른 준비 없이 편하게 받을 수 있고, 치료 시간도 10분 내외로 짧은 편이라 여러모로 장점이 많습니다. 치료 이후 바로 일상생활이 가능해서 따로 월차를 내거나 입원을 따로 할 필요도 없죠. 개인에 따라 약간의 통증을 느낄 수 있지만, 그렇게 심하게 아픈 치료는 아니기 때문에 너무 겁먹지 않으셔도 됩니다. 환자분의 상황에 따라 다르지만, 보통 체외충격파치료는 주 2~3회 정도로 시행하며, 경과를 지켜보면서 치료를 지속할지 아니면 다른 치료로 넘어갈지 결정할 수 있습니다.

3) 근육의 불균형 및 자세 회복을 위한 치료
환자분을 진료하다 보면, 어깨를 이루는 구조물은 모두 정상이지만 어깨를 움직일 때 근육이나 힘줄이 긴장되어 있거나 공간이 좁아져 뼈와 서로 부딪힐 가능성이 높은 케이스를 많이 만나게 됩니다. 안타깝지만 이러한 상태가 지속되면 어깨충돌증후군이 발생하기에 최적의 환경이 이뤄집니다. 이런 환경은 평소 환자분의 잘못된 자세에서도 만들어지는데요. 특히 일자목이나 거북목을 갖고 있는 환자분이라면 시간이 지날수록 목과 어깨 근육의 긴장도가 증가하고 무의식중에 신체는 이를 바로잡기 위해 자세를 트는 상황이 이어집니다. 따라서 어깨 질환이 있는 분이라면 평소 틀어진 자세부터 교정하고, 근육의 불균형을 먼저 치료하는 것이 바람직합니다.

이때 필요한 치료가 바로 '도수치료(徒手治療, Manual Therapy)'입니다. 도수치료는 전문 물리치료사가 손을 이용하여 환자분의 어깨에 직접 압력, 마찰, 촉진 등을 가하여 통증을 완화하고 어깨 기능을 회복시키는 치료법입니다. 별도의 약물이나 수술 없이 어깨 통증과 운동 범위 제한을 해결하는 데 초점을 맞춥니다. 특히 어깨충돌증후군은 어깨 관절을 덮고 있는 네 개의 근육인 극상근, 극하근, 소원근, 견갑하근뿐 아니라 견갑거근, 승모근 등 목과 어깨 주위 근육들의 기능적 문제로 발생할 수 있기 때문에 이러한 근육도 같이 이완시켜 주는 것이 매우 중요하죠. 또한 틀어진 자세를 교정함으로써 목에 가해지는 긴장도를 줄여줘 어깨 통증이 개선되고, 그 상태를 지속적으로 유지하는 데 도움이 됩니다.

도수치료를 하면서 다양한 '물리치료(Physical Therapy, PT)'가 동원될 수 있는데요. 물리치료는 물리적인 요인(열, 냉기, 전기, 빛, 물, 기계적 자극 등)과 운동을 이용하여 환자분의 통증을 완화하고, 어깨 기능 및 움직임을 회복시켜 일상생활이 가능하게 돕는 데 그 목적이 있습니다. 여러 가지 물리치료가 있는데요. 현장에서 제가 활용하는 가장 기본적인 치료 방법으로는 피부를 통해 어깨에 전기 자극을 넣어주는 '간섭파전기치료', 핫팩을 이용한 '온찜질팩', 초음파를 이용한 '초음파치료'가 있습니다. 어깨 힘줄뿐만 아니라 주위 근육들의 긴장을 풀어주기 위해 너무 자극적이지 않지만 꾸준하게 받으시면 도움을 얻을 수 있습니다.

마지막으로 저는 댁에서 환자분이 직접 해볼 수 있는 자가 운동법도 권해 드립니다. 많은 환자분이 어깨가 아플 때 과연 스트레칭을 해야 하는지, 근력 운동은 해도 되는 건지 고민하세요. 일단 어깨 통증이 발생하면 스트레칭은 기본으로 하셔야 합니다. 그러고 나서 통증이 좋아지면 어깨 힘줄의 근력을 강화해주는 운동을 병행하는 게 좋습니다. 보통의 피트니스센터에 구비된 기구를 가지고 운동을 하면, 어깨 힘줄의 근력 운동이 아닌 이두박근이나 삼두박근, 대흉근, 승모근 등을 키우는 근력 운동을 할 수밖에 없습니다. 이런 운동이 전혀 도움이 되지 않는 건 아니지만, 근본적으로 어깨 힘줄에 탄력과 힘을 주기 위해서는 별도의 스트레칭과 운동법이 있습니다. 이 부분은 뒤에서 자세히 설명해 드리겠습니다.

"선생님, 수술하면 완전히 나을까요?" 김순희 씨는 겁부터 먹었습니다. "수술하실 필요 없습니다. 제가 가르쳐드린 것만 충실히 따르시면 금세 나으실 수 있으세요." "정말인가요?" 그녀는 수술이 필요 없다는 제 말을 믿지 못하겠다는 듯 눈이 똥그래졌습니다.

18

밤마다 어깨에 불이 난 것 같은데 왜 이런 걸까?

어느 날 자고 일어난 석민 씨(가명)는 갑자기 왼쪽 어깨가 불이 붙은 것처럼 아팠습니다. 결국 회사에는 하루 월차를 쓰고 지인의 소개로 우리 병원을 부랴부랴 찾았습니다. 석민 씨는 진료실에 앉자마자 저에게 하소연했습니다. 얼마 전부터 어깨에 심상치 않은 통증이 느껴지긴 했는데 사실 어깨가 그렇게까지 아픈 적은 없어서 '이거 큰일 났구나.' 싶었답니다. 예전처럼 약국에서 진통제를 사다가 먹는 걸로는 도무지 해결되지 않을 것 같아 내원했다는 말도 빼놓지 않았습니다. 무엇보다 견딜 수 없었던 건 칼로 어깨를 후벼 파는 것 같은 통증이었고, 아파서 도저히 팔을 들 수도 없다고 했습니다.

병원에 오는 발걸음이 가벼운 사람은 없습니다. 석민 씨도 그랬던 것 같아요. 평소 어깨가 계속 불편해서 빨리 병원 가서 치료받아야지 하면서도 바쁜 일상으로 자꾸만 늦추고 미뤘던 게 화근이 됐던 거였죠. 그의 입에서 증상 이야기를 죽 듣는데 저는 딱 감이 왔습니다. 간단한 문진을 마치고 엑스레이 검사를 통해 문제의 왼쪽 어깨를 면밀하게 들여다보았는데, 제 예상대로 '석회성건염'이었습니다. 석민 씨는 왼쪽뿐 아니라 양쪽 어깨에 두꺼운 석회층이 켜켜이 쌓여 있었습니다. "네? 석회성건염이요? 그럼 제 어깨에 돌이 차 있다는 말씀인가요?"

석회성건염의 원인

석회성건염이라고 말씀드리면 많은 환자분이 신장결석처럼 몸에 돌이 생긴 거냐고 물으십니다. 말 그대로 '석회성건염(Calcific Tendinitis)'은 어깨에 석회('칼슘'이죠!)가 쌓여 염증이 발생하는 질환입니다. 뜬금없이 석회가 왜 쌓일까요? 석회는 대부분 뼈를 구성하는 인산칼슘 성분으로 되어있는데요. 어깨를 과도하게 사용하거나 무리한 운동으로 자극을 주면 미세한 손상이 생기고, 그 주변으로 염증이 발생하면서 석회 침착이 일어납니다. 어깨를 많이 쓰는 사무직, 주부, 운동선수에게서 발생 빈도가 높은 이유가 여기에 있죠. 또한 회전근개의 세포가 노화되면서 힘줄 일부가 손상되어 생길 수도 있어요. 이 밖에 환자분의 대략 50퍼센트 정도는 원인 불명의 요인으로 어깨에 석회가 쌓이기도 합니다.

오늘부터 어깨통증과 이별합니다

석회성건염의 단계와 증상

석회성건염은 크게 세 단계로 진행되는데요. 1단계(형성기)는 석회가 분필처럼 굳어지면서 석회 결정이 어깨에 침착되는 단계입니다. 1단계는 어깨에 석회가 있는지도 모르고 지나갈 정도로 아무런 증상이나 통증을 느끼지 못할 수 있어요. 여타 질병처럼, 석회성건염 역시 초기 발견이 힘든 이유가 여기에 있습니다. 운 좋게 엑스레이 검사를 통해 석회화 과정을 확인할 수도 있는데요. 별다른 통증이 없어서 치료하지 않고 무심코 지나치는 경우가 많습니다. 반면 2단계(휴지기)는 힘줄 내에서 특별한 반응이 없는 단계입니다. 그래서 '휴지기'로 부르기도 합니다.

문제는 3단계(흡수기)입니다. 주변에 혈관이 나타나 석회를 흡수하면서 굳었던 석회가 용해되어 '연고'나 '치약' 같은 묽은 형태를 보이는 단계입니다. 이 단계에 도달하면 환자분이 극심한 통증을 호소합니다. 어깨에 불이 붙은 것 같이 그 통증이 너무 심해서 어떤 경우에는 '화학적 종기'라고 불릴 정도랍니다. 아파보신 분들은 정말 통증에 장사가 따로 없다는 말을 실감한다고 합니다. 진료실에 있다 보면, 결국 세 번째 단계에서 참지 못하고 응급실에 내원하는 환자분이 정말 많습니다. 특히 밤에 통증이 극심해지는 경향이 있어서 어깨를 바닥으로 깔고 누울 수 없을 정도지요. 이 단계에서는 환자분이 팔을 거의 움직일 수 없는 상태가 되기 때문에 곧 일상이 엉망이 되기도 하죠.

참고로 다음은 석회성건염을 판별하는 자가진단표입니다. 이 문항들이 의학적 진단을 대체하지는 않지만, 여러분이 현재 겪고 있는 증상의 경향을 확인하는 데 귀한 관점을 줄 수 있습니다. 물론 내원해서 책임 있는 전문의의 진단을 받는 게 좋습니다. 해당 문항을 천천히 읽으시고 본인의 상황에 맞는다면 '예', 틀리다면 '아니오'에 체크해 보세요.

번호	문항	예	아니오
1	어깨 통증이 갑자기 심해졌거나, 특별한 이유 없이 밤중에 통증이 생겼다.	☐	☐
2	통증이 어깨 깊숙한 곳에서 느껴지고, 팔 전체로 퍼지는 느낌이 있다.	☐	☐
3	통증이 너무 심해 팔을 거의 움직이지 못한 적이 있다.	☐	☐
4	통증이 주로 한쪽 어깨에만 나타나며, 반대쪽은 괜찮다.	☐	☐
5	팔을 옆으로 들거나 위로 올릴 때 통증이 심해진다.	☐	☐
6	통증이 어깨 앞쪽 또는 바깥쪽(삼각근 부위 근처)에 집중된다.	☐	☐
7	어깨를 누를 때 단단하고 압통이 있는 부위를 느낄 수 있다.	☐	☐
8	진통제나 파스를 써도 나아지지 않고 통증이 지속된다.	☐	☐
9	어깨 통증이 심할 때 미열, 뻣뻣함, 손 저림 같은 증상이 동반된다.	☐	☐
10	과거에 어깨충돌증후군, 회전근개염, 회전근개파열 진단을 받은 적이 있다.	☐	☐
11	어깨를 움직일 때도 통증이 심하지만, 가만히 있어도 아프다.	☐	☐
12	수면 중, 특히 아픈 쪽으로 누울 때 통증이 심해 잠에서 깬 적이 있다.	☐	☐
13	어깨를 자주 사용하는 직업(운동, 사무직, 반복적 팔 사용 등)에 있다.	☐	☐

오늘부터 어깨통증과 이별합니다

위 자가진단표에서 '예'가 3개 이내라면, 석회성건염의 가능성이 매우 낮아 보입니다. 반면 '예'가 4~6개라면, 석회성건염의 가능성이 꽤 있는 것으로 보입니다. 반면 '예'가 7개 이상이라면, 석회성건염일 가능성이 매우 높습니다. 즉시 가까운 정형외과에 가서 전문적인 검진을 받기 추천합니다.

석회성건염의 진단

자가진단표도 있지만, 사실 환자분이 석회성건염을 진단하는 건 쉽지 않습니다. 석회성건염의 통증은 일견 회전근개파열의 증상과 유사하고, 팔 움직임이 제한되는 특징은 오십견과 유사하기 때문이죠. 석회성건염의 가장 큰 특징은 '어깨에 불이 난 것 같이 화끈거리는 통증'에 있습니다. 일단 엑스레이 검사를 통해 석회를 확인할 수 있고 초음파 검사나 MRI 검사를 추가해서 힘줄의 동반 손상을 확인할 수 있습니다. 석회성건염이 의심스럽다면 초음파 검사를 제일 먼저 추천합니다. 초음파는 실시간으로 진단이 가능하며 MRI에 비해 가격이 저렴하고, 방사선에 노출되지도 않아 정형외과 진료실에서는 가장 흔히 활용합니다.

특히 엑스레이 검사의 경우 간혹 5mm 이하의 작은 석회는 정확하게 확인이 어렵고, 찍는 각도에 따라 석회가 제대로 보이지 않을 때도 있지만, 초음파 검사는 어깨 근육인 극상근, 극하근, 견갑하근, 소원근을 모두 확인할 수 있어 작은 크기라 해도 정확하게 진단할 수 있다는 장점이 있습니다. 또한 초음파는 뼈와 같이 칼슘 성분을 투과할 수 없어서 이 부분이 확연하게 보이므로 초음파 검사를 시행하면 형성기인지, 아니면 흡수기인지 빠르게 파악할 수 있죠. 다만 숙련된 의사의 오랜 경험과 전문적인 노하우에 따라 초음파 검사를 통한 진단에 신뢰를 더할 수 있다는 점은 유념하십시오.

석회성건염의 치료

석회성건염으로 병원을 찾은 석민 씨는 과연 어떤 치료를 받았을까요? 저는 보통 두 가지 방법으로 석회성건염을 치료하는데요. 첫째는 통증을 줄이는 치료고, 둘째는 석회를 흡수하는 치료입니다. 만약 석회성건염으로 오십견이 발생해 운동 범위의 제한이 생겼다면, 범위를 넓혀주는 치료도 함께 진행할 수 있겠죠. 다른 어깨 질환에 비해 석회성건염은 통증이 매우 심해서 환자분이 시간을 끌면서 쓸데없이 고생하지 않도록 통증부터 줄여주는 치료가 제일 시급합니다. 중요한 건 단계별로 환자분의 증상에 대한 적절한 판단에 기초하여 치료에 접근해야 빠르고 확실하게 문제를 해결할 수 있다는 거죠.

1) 통증 치료

흔히 환자분 중에는 너무 아파서 통증이라도 잡겠다고 비스테로이드성 소염진통제를 개인적으로 처방받아 복용하는 분들이 계신데요. 이러한 약물은 근본적인 치료제가 될 수 없습니다. 통증을 어느 정도 줄여주는 데 효과가 있을 수는 있지만, 속 쓰림이나 얼굴

오늘부터 어깨통증과 이별합니다

부기 같은 부작용도 있고 질환의 기간을 단축하거나 운동 범위를 되돌리는 데는 아무런 도움이 되지 않기 때문입니다. 소염진통제보다는 차라리 근육신경주사를 어깨 근육에 주입하여 통증을 풀어주는 게 더 좋은 선택입니다. 근육신경주사는 스테로이드 주사와 달리 부작용도 없어서 매일 맞아도 되는 안전한 주사입니다.

급한 통증 치료를 위해서는 스테로이드 주사를 주입하기도 하는데요. 석회성건염이 일단 흡수기에 접어들면 극심한 통증을 일으키기 때문에 앞선 방법들로는 단기간에 상황을 호전시킬 수 없습니다. 이런 경우 일단 통증부터 누그러뜨려야 그다음 단계로 나아갈 수 있기 때문에 과하지 않는 선에서 적절한 용량의 스테로이드 주사는 불가피한 처방입니다. 당뇨병이 있는 환자분이 스테로이드 주사를 맞으면 일시적으로 혈당 스파이크가 생길 수 있고, 폐경기 이전의 여성 환자분이라면 때에 따라 자궁의 부정 출혈이 발생할 수도 있습니다. 따라서 병원을 여러 곳 옮겨 다니며 스테로이드 주사를 처방받는다면 '언제' 그리고 '몇 번' 맞았는지 잘 기억해두어야 하죠. 본인이 지금 맞는 주사가 어떤 주사제인지 모르고 계속 맞는다면 나중에 문제가 발생할 수도 있습니다.

2) 석회를 흡수하는 치료

통증을 잠재웠다면 이제 본격적으로 석회를 제거하는 치료가 필요합니다. 제일 먼저 시도해 볼 수 있는 방법은 '체외충격파치료'입니다. 체외충격파는 말 그대로 몸 밖에서 '고에너지 음파'를 해당 부위에 쏘아 석회를 흡수하도록 돕는 치료인데요. 수술이 두려우신 환자분이라면 먼저 시도해 볼 수 있는 방법입니다. 체외충격파 치료는 염증을 완화하고 혈류를 개선하며 손상된 조직의 재생을 돕는 효과가 탁월하여 현재 정형외과에서 가장 많이 활용되고 있습니다. 다만 장비 성능에 따라 효과 차이가 있으니 좋은 장비를 갖춘 전문 병원을 고르시는 게 바람직합니다.

체외충격파치료는 염증 부위를 자극하는 치료기 때문에 아플 수밖에 없습니다. 하지만 석회성건염의 통증에 비할 바 아니고, 한두 번 횟수가 거듭할수록 염증 반응이 줄어들면서 통증도 함께 줄어들어서 너무 걱정하실 필요는 없어요. 수술이나 시술과 달리, 체외충격파치료는 별다른 준비 없이 내원하신 당일 편하게 받을 수 있으며, 치료 시간이 10분 내외로 짧은 편이라 직장에 따로 월차를 내거나 입원하실 필요가 없다는 점도 매력적이랍니다. 석회가 단단히 붙어버린 환자분에게 저는 체외충격파치료를 여러 차례 시행한 다음 초음파를 이용한 '주사기흡인 치료'를 시행하며, 그 이후에 다시 체외충격파치료를 거듭 시행하는 방법을 씁니다.

초음파를 이용한 주사기흡인 치료는 직접적으로 석회를 깨거나 주사기를 이용해 석회를 뽑아냅니다. 의사가 직접 초음파를 보면서 주삿바늘을 이용해 석회에 구멍을 뚫어주는 시술로 국소마취를 하여 당일에 시행할 수 있습니다. 대략 5~10분 정도 걸리기 때문에 환자분에게 부담되지 않습니다. 이 외에도 일반 레이저 치료보다 강한 에너지를 발생시켜 레이저의 열에너지로 힘줄과 인대 및 연부 조직의 부기와 염증을 줄이면서 조직을 재생하는 '고강도 레이저 치료'도 환자분의 상황에 따라 고려해 볼 수 있습니다.

3) 수술적 치료

위와 같은 비수술적 방법으로 열심히 치료했음에도 통증이 지속되거나 운동 범위가 회복되지 않는다면 어쩔 수 없이 관절경을 이용한 수술적 접근이 필요합니다. 관절경은 초소형 카메라와 수술 기구가 들어 있는 관을 어깨 관절에 삽입하여 치료하는 방법이죠. 석회성건염의 경우에는 석회를 제거하면서 손상된 회전근개에 대해서 별도로 봉합술을 시행할 수도 있습니다. 이 부분은 뒤에서 자세히 설명하도록 하겠습니다.

일단 석민 씨는 어깨에 염증이 심해서 우선 염증부터 가라앉혀야 했습니다. 스테로이드 주사를 맞고 어느 정도 안정을 찾은 다음, 체외충격파치료를 통해 단단하게 뭉친 석회 덩어리를 깨야 했습니다. "처음 며칠 동안은 좀 아플 수 있어요. 시간이 지나면 점점 좋아지니까 너무 걱정하지 않으셔도 됩니다." 그렇게 석 달 동안 치료한 이후에 석민 씨는 처음 진료실에서 봤던 것과는 확연히 다른 밝은 얼굴로 저에게 인사를 건넸습니다. "원장 선생님, 이건 매직이에요, 매직! 어깨가 완전히 달라졌어요. 이젠 하나도 안 아파요." 상기된 얼굴로 제 앞에서 왼쪽 어깨를 돌리면서 저와 주변의 간호사들을 웃게 만들었죠. 정말 말 그대로 엑스레이 화면으로 보니 석회가 말끔히 사라졌습니다.

19

자꾸 빠지는 어깨, 이것부터 의심하자

　어깨가 자꾸 빠져서 고생하는 지인 한 분을 개인적으로 알고 있습니다. 현재 회사원인 지인이 처음 어깨가 빠진 건 20대 후반, 대학교 동기들이랑 운동장에서 축구를 하던 와중이었다고 하는데요. 골키퍼를 보다가 날아오는 공을 잡으려고 팔을 뻗으면서 넘어졌는데, 땅을 짚는 순간 어깨에 우두둑하는 소리가 들렸습니다. "순간 팔이 제멋대로 축 늘어지면서 감각이 이상해지더군요. 통증은 말할 것도 없고요. 정말 팔이 몸에서 떨어져 나간 것 같은 느낌이었습니다." 그 경험이 있던 이후부터 한 번 빠진 어깨가 계속 빠지기 시작했답니다. 이젠 빈도수도 점점 늘어나는 느낌인 데다 사소한 팔 동작에도 어깨가 쉽게 빠지면서 일상생활에서 말 못 할 고통을 겪

　오늘부터 어깨통증과 이별합니다

고 있죠.

한 번 빠진 어깨는 언제고 또 빠질 수 있어요. 일단 탈구 경험이 있는 어깨는 느슨해진 만큼 불안정성이 커졌다고 할 수 있습니다. '에이, 한 번 빠졌는데 괜찮겠지 뭐.'라고 넘겨짚는 게 제일 무서운 결과를 초래할 수 있습니다. 아프기 전까지 우린 어깨가 얼마나 중요한 관절인지 실감하지 못합니다. 팔을 뻗어 무언가를 잡고, 들고, 던지고, 당기는 모든 행위가 어깨로부터 시작되거든요. 딱 한 번의 탈구만으로도 구조적 문제를 갖고 있을 수 있어요. 소중한 어깨를 불안정한 상태로 방치해서는 안 됩니다.

어깨는 인체에서 가장 가동 범위가 넓은 관절입니다. 원을 그리듯 크게 한 바퀴 360도로 회전할 수 있죠. 바로 이런 이유로 불안정성이 커질 위험을 항상 갖고 있습니다. 비유하자면, 어깨 관절은 골프공을 접시에 올려놓은 것과 같습니다. 위팔뼈 머리(상완골두)는 큰 공이고, 견갑골의 관절와(어깨뼈)는 얕은 접시라고 생각하면 그림이 그려지시나요? 접시 위에 제멋대로 굴러다니는 골프공은 누가 보더라도 위태로워 보입니다. 전후좌우 어디로든 굴러다닐 수 있으니까요. 골프공이 접시에서 떨어지지 않으려면 어떻게 해야 할까요?

어깨 탈구의 구조적 이해

이를 이해하려면 일단 어깨 구조부터 이해해야 합니다. 어깨는 관절와순과 회전근개, 관절낭과 인대로 이루어져 있습니다. 관절와순은 어깨뼈 주변을 링 모양으로 둘러싼 섬유연골인데요. 상완골이 어깨뼈에서 이탈하지 않도록 안정성을 유지해 주는 역할을 합니다. 반면 관절낭과 인대는 어깨 관절을 감싸는 주머니와 끈의 역할을 하죠. 회전근개는 어깨를 둘러싼 네 개의 근육으로 여기서 가장 중요한 안정화 장치라고 할 수 있습니다. 일단 탈구가 일어나면 이 네 가지 부위가 모두 상처를 입습니다. 보이지만 않을 뿐이지, 뼈가 빠졌다가 다시 들어가면서 주변에 미세한 균열을 남기게 되죠.

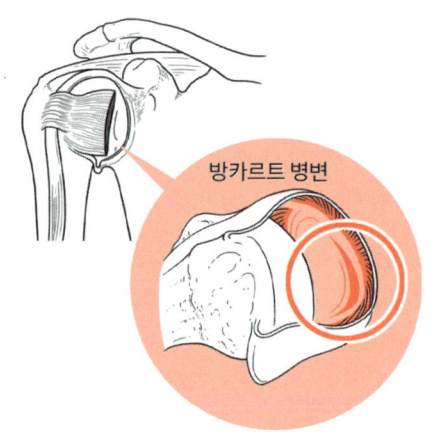

방카르트 병변

　가장 흔한 사례가 관절와순이 찢어지는 경우입니다. 특히 앞쪽 아랫부분이 뜯어지는데요. 전문적으로 이것을 '방카르트 병변(Bankart lesion)'이라고 부릅니다. 비유하자면 접시의 가장자리가 깨져서 굴러다니던 골프공이 그쪽으로 쉽게 떨어지는 상황인 거죠. 그다음으로 관절낭이 늘어날 수 있습니다. 한번 늘어난 관절낭은 원래대로 돌아오지 않습니다. 마치 늘어난 고무줄처럼 헐거워지다

오늘부터 어깨통증과 이별합니다

보니 관절와를 딱 붙들고 있지 못하는 거죠. 반면 탈구될 때 위팔뼈 머리가 견갑골 가장자리에 부딪히며 움푹 패일 수도 있는데, 이를 '힐-삭스 병변(Hill-Sachs lesion)'이라고 합니다.

한번 헐거워진 관절낭은 이전처럼 어깨뼈를 붙들지 못하게 되면서 상습적으로 탈구가 일어나는 겁니다. 이를 '습관성 어깨 탈구(Recurrent Shoulder Dislocation)'라고 합니다. 매번 탈구할 때마다 관절와순 손상이 확대되고, 관절낭이 더 늘어나며, 근육과 인대가 헐거워집니다. 이제는 팔을 들어 올리거나 뒤로 돌리는 동작만으로도 탈구되는 지경에 이르죠. 습관성 어깨 탈구로 삶의 질이 크게 나빠지는 건 불 보듯 뻔합니다. 높은 곳에 놓인 물건을 꺼낼 수 없는 건 예사고, 배낭을 메거나 스웨터 같은 옷을 입을 때도 조심스럽습니다. 잠자리에 누워서 늘 어깨 탈구를 걱정하다가 잠을 설치기도 하고, 누군가 갑자기 팔을 잡고 끌까 봐 사람을 만날 때면 초긴장 상태가 됩니다.

어깨 탈구의 증상

어깨 탈구는 전방 탈구가 대부분인데요. 대표적인 증상으로는 스스로 팔을 움직이거나 들어 올리는 것이 완전히 불가능하며, 조금만 움직여도 극심한 통증이 느껴지죠. 환자분은 보통 탈구된 팔을 반대쪽 손으로 받치고 몸에 붙인 채 움직이지 않으려는 자세를 취합니다. 정상적인 어깨의 둥근 윤곽이 사라지고, 어깨 끝(견봉) 아래가 움푹 꺼져 보입니다. 때로 앞쪽(전방 탈구)이나 뒤쪽(후방 탈구)

으로 상완골두가 튀어나와서 비정상적인 덩어리처럼 만져질 수 있습니다. 탈구 시 신경이나 혈관이 손상되면서 팔이나 손가락이 저리고 따끔거리는 현상, 감각이 둔화되는 현상이 나타날 수 있습니다. 무서운 건 단순 관절 이탈을 넘어 주변 조직이 손상될 수 있다는 거죠. 그래서 한 번 빠진 어깨가 미세한 틈이 벌어진 부분으로 계속 탈구되는 것(습관성 탈구)입니다.

탈구가 되었을 때 대처법

기간	재활운동
고정 단계 **(1~3주)**	• 통증 조절을 위해 1~3주간 편안한 범위 내에서 고정 시행
수동 및 능동 운동 단계 **(3~6주)**	• 슬링 고정 기간이 끝나면, 어깨 관절이 완전히 굳는 것을 방지하고 연부 조직의 치유 범위 내에서 조심스럽게 운동 개시 • 전문 치료사의 도움을 받아 수동 관절 가동 운동을 조금씩 진행. • 연부 조직의 회복이 어느 정도 진행되면, 환자 스스로 근육을 사용하여 관절을 움직이고 치료사가 옆에서 보조하는 능동 보조 운동을 시작 • 통증이 없는 범위 내에서 환자 스스로 팔의 운동 범위를 늘려나감 • 단, 팔을 90도 벌린 상태에서의 외회전 자세는 철저히 금지 (예: 머리 뒤로 손깍지 끼기, 공 던지기 자세 등)
근력 강화 및 기능적 운동 단계 **(6주 이후)**	• 관절 운동 범위가 거의 회복되고 통증이 조절되면, 재탈구를 방지하고 스포츠 활동 등으로 복귀하기 위한 근력 강화에 집중 • 세라밴드(고무밴드)를 사용하여 회전근개 및 견갑골을 안정화하는 근육 강화 운동을 시행

첫 번째 탈구가 언제 발생했는지 나이가 중요합니다. 보통 20세 이전에 탈구가 일어나면 나이 든 환자분보다 탈구가 재발할 확률

오늘부터 어깨통증과 이별합니다

이 훨씬 높습니다. 이는 여러 통계가 확인해 주는 사실이죠. 또한 남성이 여성보다 습관성 어깨 탈구가 잦고, 일반인보다는 운동선수에게 더 빈번히 일어납니다. 탈구된 어깨를 원상태로 되돌려 놓은 ('정복'이라고 합니다) 다음 1~3주간 슬링으로 고정합니다. 재활을 위한 구체적인 운동 프로그램은 위의 표와 같습니다.

탈구된 어깨를 정복하고 슬링으로 고정하는 초기 단계를 거친 후의 재활 및 관리 계획은 손상된 연부 조직(관절와순, 인대, 관절낭)의 치유를 돕고 어깨 관절의 안정성과 기능을 회복하는 데 중점을 둡니다. 재활을 마친 후에도 재탈구 위험은 여전히 남아있습니다. 특히 첫 탈구가 발생한 경우, 젊은 연령일수록 재탈구율이 높습니다. 활동적인 스포츠맨이라면, 관절의 안정성과 근력이 완전히 회복된 후에도 재탈구 위험이 큰 자세가 요구되는 운동(예: 야구, 테니스, 배드민턴 등)은 조심하셔야 해요. 반복적인 탈구(습관성탈구)가 발생하거나, 인대 손상이 심하여 재활만으로 불안정성이 해결되지 않을 때는 수술적 치료(방카르트 수술)도 고려해 볼 수 있습니다. 수술은 관절의 해부학적 구조를 복원하여 재탈구 위험을 근본적으로 낮추는 데 초점을 맞춥니다.

20
단순 근육통으로 착각할 수 있는 회전근개파열

"원장 선생님, 제가 너무 미련했어요. 그냥 근육통인 줄 알고 반년 넘게 약만 먹었는데, 이젠 물건을 들 힘도 없어요."

60대 주부 조정임 씨(가명)는 진료실에 앉자마자 오뉴월에 봇물 터지듯 푸념을 늘어놓았습니다. "나이 드니까 이놈의 근육통도 오래가나 보다 하고 쿨파스 몇 장 붙이면 괜찮아지기에 마음 턱 놓고 있었죠. 근데 며칠 지나면 다시 아프더니 한두 달이 다 가도 통증이 사라지질 않네요." 자꾸 저린지 왼쪽 팔을 연신 주무르며 정임 씨는 증상을 장황하게 늘어놨습니다. "근데 언제부턴가 특정 각도로 팔을 들어 올릴 때마다 시큰거리면서 찌릿한 느낌이 들더라고요. 예전에는 안 그랬는데 점점 팔에 힘이 빠지는 게 무거운 냄비를 들거

오늘부터 어깨통증과 이별합니다

나 선반에서 물건을 내릴 때, 나도 모르게 아이고 죽겠다를 반복하면서 팔을 다른 손으로 받치게 되네요."

어깨 통증을 호소하며 내원하는 환자분 중에서 의외로 회전근개파열을 단순 근육통으로 착각하는 분들이 많아 안타깝습니다. 평범한 근육통이 오래 지속된다면 분명 단순 근육통은 아니에요. 정임 씨처럼 물건을 들기 힘들고, 어깨가 아파서 밤에 잠을 이룰 수 없다면, 그건 분명 근육통이 아니라 회전근개파열이거나 어깨충돌증후군, 오십견 중 하나일 확률이 높습니다. 초음파 검진 결과, 정임 씨는 회전근개파열임이 밝혀졌습니다. "선생님, 제 어깨 상태가 많이 심각한가요? 수술을 꼭 해야 하는 건지, 다른 방법은 없는지 너무 막막합니다. 저 좀 도와주세요."

회전근개파열의 증상과 진단

'회전근개파열(Rotator Cuff Tear)'은 어깨의 움직임과 안정성을 담당하는 네 개의 회전근개 힘줄 중에서 하나 이상이 찢어지는 질환입니다. 여기서 '찢어졌다'는 말에 주의해야 합니다. 일단 회전근개가 파열되면 어깨 앞쪽이나 옆쪽(삼각근 부위)에 둔한 통증이 발생합니다. 팔을 위로 들어 올리거나 옆으로 벌릴 때 통증은 더 심해집니다. 특히 낮보다는 밤에 통증이 더 심해지죠. 통증 때문에 파열된 쪽을 아래로 두고 자기가 어려울 지경입니다. 그뿐만 아니라 머리를 감기 위해 팔을 들어 올리거나 물건을 드는 동작에서 힘이 갑자기 빠져서 물건을 놓치는 경우도 발생합니다.

회전근개파열은 흔히 팔을 앞으로 들어 올리는 동작으로 판별할 수 있는 '통증호 검사(Painful arc test)'로 추정해 볼 수 있습니다. 방법은 간단합니다. 팔을 앞으로 천천히 들어 올려 팔이 가장 높은 지점에 도달할 때까지 올립니다. 이때 팔을 드는 60도에서 120도 사이의 특정 구간에서 통증이 느껴지면 회전근개파열을 추정해 볼 수 있죠. 특정 각도에서 날카로운 통증이 느껴져 원하는 만큼 팔을 들어 올리지 못하는 것 때문에 많은 환자분이 오십견으로 오인하기도 합니다. 아니면 어깨를 움직일 때 관절 내부에서 '뚝' 소리가 나거나 걸리는 느낌이 들 수 있어서 어깨충돌증후군으로 착각하는 분도 있죠. 사실 임상에서 어깨충돌증후군과 회전근개파열이 나란히 나타나는 경우도 많답니다.

부분층 파열 vs 전층 파열

앞서 언급했던 것처럼, 어깨가 파열되었다고 했을 때 환자분의 상태가 '부분층 파열'인지 '전층 파열'인지 아는 게 중요합니다. 부분층 파열은 말 그대로 부분만 파열된 것이고, 전층 파열은 전층이 파열된 것을 말합니다. 둘을 이렇게 구분하는 이유는 치료 방법이 각기 다르기 때문입니다. 사실 부분층 파열은 시간문제인 경우가 많아요. 관련 논문을 살펴보면, 부분층 파열 환자분 중에 약 40퍼센트가 전층 파열로 진행한다고 되어 있는데요. 제 임상 경험으로 볼 때도 부분층 파열 환자가 상황을 인지하지 못하다가 결국 전층 파열이 되고 나서 병원을 찾는 케이스가 적지 않습니다. 결국 시간을

오늘부터 어깨통증과 이별합니다

다투는 문제라는 거죠. 부분층 파열 환자분이라면 하루라도 빨리 전문병원을 찾으시는 게 좋겠죠.

부분층 파열은 기본적으로 비수술적 접근이 가능합니다. 뼈와의 마찰로 회전근개가 표면부터 일부 해어진 상태로 약물 및 주사치료, 물리치료, 체외충격파치료를 진행할 수 있어요. 통증이 심할 경우 스테로이드 주사를 염증 부위(견봉하 점액낭)에 투여하여 통증을 완화하기도 합니다. 물론 부분층 파열로 6개월 이상 치료했는데도 통증이 남아있거나 악화되는 경우에는 수술적 치료를 고려할 수 있겠지만, 의사의 권유대로 단계를 잘 밟으면서 치료를 받으신다면 대부분 보존적 치료로도 호전되는 사례가 훨씬 많습니다. 그러니 믿을 만한 병원을 찾아 빨리 내원하시는 게 예후도 좋고 고생도 덜고 시간도 절약하고 여러모로 좋습니다.

반면 전층 파열은 조직이 해어지거나 표면이 긁힌 단계가 아니라 아예 찢어지거나 끊어진 상태입니다. 비유하자면 옷에 구멍이 났다고 보시면 됩니다. 평소 아끼는 옷인데 가로로 쫙 찢어졌다면 어떻게 하시겠어요? 당장 실로 꿰매야지 그냥 놔두면 시간이 갈수록 같은 방향으로 계속 쭈욱 찢어지게 됩니다. 결국 전층 파열은 수술적 접근 외에는 다른 방법이 없습니다. 일부 환자분 중에서 지푸라기라도 잡는 심정으로 전층 파열인데도 의사의 권고는 듣지 않고 증식 치료나 줄기세포 치료를 하면 나을 수 있다는 말만 듣고 그쪽에 열심히 매달리는 안타까운 경우를 보게 됩니다.

제 경험상 전층 파열을 그냥 두면 상황은 점점 악화될 뿐 나아지거나 진행 상황이 멈추지 않아요. 관련 논문에서는 전층 파열을 그냥 두면 자연 상태에서 1년에 약 4mm씩 크기가 커진다고 되어 있습니다. 크기가 조금이라도 작을 때 수술로 꿰매야지 많이 찢어진 상태에서 꿰매면 수술 중에 그만큼 더 많은 힘줄을 끌어당겨야 하고, 그렇기에 재발도 더 빈번하게 일어날 수 있습니다. 억지로 당겨서 꿰맸기 때문에 조그만 충격에서 재파열되는 거죠. 따라서 지금 내 상태가 전층 파열이라면 다른 검증되지 않은 치료에 매달리기보다는 전문의가 권하는 수술적 접근을 선택하는 것이 제일 현명합니다.

21

담 걸린 것 같은데 계속 아프고
도통 낫지 않는다면

"원장 선생님, 제가 이 어깨 통증 때문에 정말 오랫동안 고생했어요. 좋다는 마사지샵, 경락 치료, 스포츠 마사지까지 정말 지금까지 안 다녀본 데가 없을 거예요."

30대 웹툰 작가 수진 씨(가명)은 흔히 말하는 '담'이 걸려서 오랫동안 고생했던 환자분이었습니다. 평소에는 괜찮다가 피곤하면 근육이 뭉치는 것처럼 어깨와 등이 전체적으로 뻐근하고 결리는 증상이 벌써 수년 이어지고 있다며 하소연했습니다. 빨리 내원하시지 왜 이렇게 늦게 오셨냐고 물으니 웹툰 연재 때문에 그간 도저히 시간을 낼 수 없었다고 합니다. "하루 11시간 이상 매일 책상에 앉아서 그림을 그리니 어깨가 아프면 아픈가보다, 스트레스를 받는 직업이다 보니 그러려니 했죠. 그런데 이게 시간이 갈수록 점점 심해져요. 그냥 뻐근한 걸 넘어서서 어깨 안쪽에 무슨 돌덩이나 밧줄이 꼬여있는 것처럼 단단하게 뭉친 게 느껴져요."

그렇게 작품 하나를 마치고 연재를 끝내면서 겨우 시간을 내서 성누가병원에 오신 거였죠. 수진 씨는 근막통증증후군이었습니다. 이름마저 생소한 '근막통증증후군(Myofascial Pain Syndrome, MPS)'은 근육과 근육을 둘러싸고 있는 근막에 발생하는 통증 질환입니다. 수진 씨처럼 흔히 담이 걸린 것처럼 뻐근하고 결리는 증상을 보이죠. 그런데 그게 그냥 담이 아니에요. 장시간 컴퓨터 작업이나 스마트폰 사용으로 상체를 비롯한 어깨와 목에 하중이 실리고 자세가 틀어지면서 발생하는 질환입니다. 수진 씨처럼 화면 위에다 그림을 입히는 한쪽 팔 근육을 과도하게 사용하거나 하루 종일 잘못된 자세로 의자에 앉아 근섬유가 긴장되어 어깨나 등처럼 국소 부위에 통증을 일으키죠.

통증유발점을 찾아서

근막통증증후군은 특정한 부위를 손가락으로 누를 때 강한 통증을 느끼는, 이른바 '통증유발점'이라는 곳에서 통증이 주위로 퍼지는 질환입니다. 이 부위를 손가락으로 누르면 국소적인 압통을 느끼며, 근육이 흠칫거리는 '국소 연축 반응'이 나타나죠. 따라서 근막통증증후군을 진단하려면 통증유발점을 찾아야 해요. 직업상 혹은 습관적으로 특정 근육을 반복해서 사용하거나 과도하게 긴장

오늘부터 어깨통증과 이별합니다

시키는 경우 통증유발점이 만들어지죠. 어깨나 목의 통증유발점이 머리나 팔로 통증을 방사하는 사례도 흔한데, 진단 시 환자분이 호소하는 통증 위치와 실제 통증 원인(유발점)이 다를 수 있어서 주의해야 합니다. 수진 씨도 처음에는 어깨보다는 등에서 통증을 느껴서 디스크라고 착각했다고 하더군요.

그러면 통증유발점 같은 건 왜 생기는 걸까요? 평소 자세와 깊은 관련이 있습니다. 2010년, 한 연구팀은 머리와 어깨 자세가 틀어질 때 어깨 통증을 유발할 수 있는 견갑골의 운동 메커니즘을 연구했습니다. 해당 연구팀은 평소 별다른 어깨 통증이 없는 지원자 80명 중에서 각기 40명씩 거북목이나 라운드숄더 자세를 가진 그룹과 안정적인 자세를 가진 그룹으로 나누고 전자기 추적 시스템을 사용하여 견갑골의 움직임을 수집했습니다. 결과는 놀라웠습니다. 거북목이나 라운드숄더를 갖고 있는 그룹에서 견갑골이 정상보다 더 안쪽으로 돌고, 더 앞으로 기울어지며, 위로 과도하게 회전하는 움직임을 찾아낸 거죠. 연구팀은 현재까지 어깨에 아무런 통증을 느끼지 않는다고 해도 장기적으로는 어깨충돌증후군이나 회전근개 손상 같은 질환으로 이어질 수 있다고 경고했습니다.

이처럼 평소 상체와 어깨 자세가 나쁘면 목을 누르는 무게(하중)가 덩달아 증가합니다. 이런 나쁜 자세로 오래 생활하다 보면 근육이 단축되면서 관절 공간이 좁아지게 되고, 그러다 보면 수진 씨처럼 디스크 압력이 증가해서 어깨와 등에 통증을 느끼는 거죠. 장시간 책상에 앉아 작업을 하다 보니 근육이 계속 단축되면서 자연스럽게 근막통증증후군이 발생한 겁니다. 이 상태를 그대로 방치하면 어깨를 둘러싸고 있는 승모근, 삼각근 등이 지속적으로 단축되면서 어깨 사이 공간이 좁아지게 됩니다. 이로 인해 어깨가 지속적으로 마찰되면서 날카로운 어깨 통증이 느껴지게 되죠.

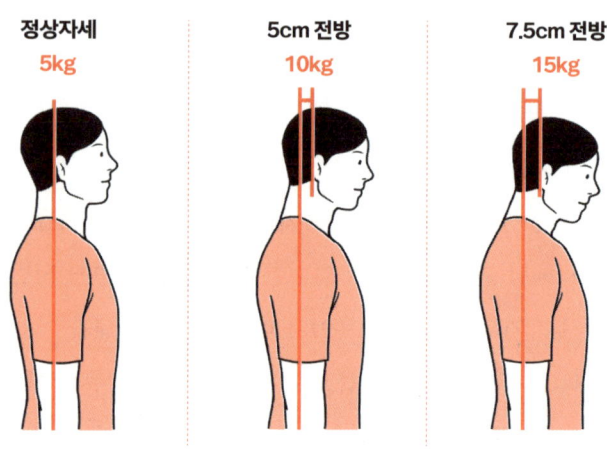

| 정상자세 | 5cm 전방 | 7.5cm 전방 |
| 5kg | 10kg | 15kg |

어깨 통증이 만성화되면 어깨만의 문제가 아니라 어깨가 해야 할 일을 다른 주변 근육이 나눠서 하게 되면서 2차, 3차 문제가 연달아 생길 수 있습니다. 목 디스크, 허리 디스크도 그렇게 생기는 겁니다. 결국 목 디스크로 인해서 팔이 저리기 시작하고, 팔이 저리면서 두통과 어지러움이 동반하는 거죠. 따라서 통증은 절대로 그대로 둬서는 안 되고 만성화되기 전에 반드시 치료를 받아야 합니다.

근막통증증후군의 진단과 치료

근막통증증후군은 도깨비 같은 질환입니다. 엑스레이 검사나

MRI 검사로는 잡아낼 수 없거든요. 영상에 특이 소견이 보이지 않는데 환자분은 계속 아프다고 고통을 호소하니 뭔가 씌인 것 같은 느낌도 듭니다. 근막통증증후군은 의사의 촉진으로만 진단할 수 있습니다. 일일이 환자분의 근육 내 긴장된 부위를 만지다가 심한 통증을 느끼는 통증유발점을 확인하는 수밖에 없죠. 근막통증증후군의 치료는 생활 습관을 교정하는 데 초점을 맞춥니다. 보통은 통증유발점에 국소마취제를 주입하여 긴장된 근육을 이완시키고, 통증과 염증을 완화하는 소염진통제를 처방하죠. 여기에 통증 부위에 온열치료를 시도하면서 혈액순환을 개선하여 통증을 완화합니다.

이밖에 스트레칭과 도수치료, 체외충격파치료 등이 활용될 수 있습니다. 뭐니 뭐니 해도 충분한 수면과 휴식으로 긴장된 근육을 풀어주고 주기적인 근력 운동을 통해 자기 관리에 신경 써야 합니다. 평소 바른 자세를 유지하고 장시간 같은 곳에 같은 자세로 앉아 있는 건 피하는 게 좋습니다. 직업을 바꿀 수 없다면 최소한 한 시간에 한 번씩은 스트레칭으로 근육을 풀어주는 루틴을 익히는 게 필요하죠. 수진 씨는 꾸준한 관리와 스트레칭으로 통증을 날려버릴 수 있었습니다.

"고통은 피할 수 없지만,
고통으로 괴로워하는 건 선택에 달렸다."

달라이 라마

3부

어깨를 알면 통증의 원인을 알 수 있다

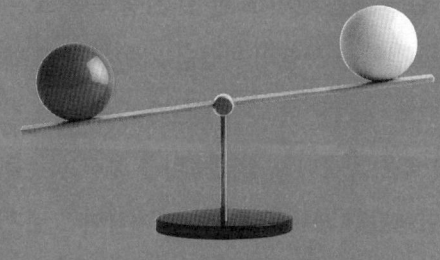

22

열 길 물속은 알아도
한 길 어깨 속은 모른다?

옛말에 열 길 물속은 알아도 한 길 사람 속은 모른다는 말이 있습니다. 그만큼 곁에서 사람의 마음을 가늠하는 게 쉽지 않다는 뜻이겠지요. 그런데 병원을 찾으시는 환자분 중에 열 길 물속은 알아도 한 길 어깨 속은 모른다고 볼멘소리를 하시는 분들이 계십니다. 아마 병원을 다녀봤자 그때뿐이라는 낭패감이 그런 이야기를 하게 만드신 건 아닐까 합니다.

건강문해력이 필요해요

사실 그렇게 말씀하시는 분들이 이해가 가지 않는 건 아닙니다.

오늘부터 어깨통증과 이별합니다

오십견을 어떻게 정의하는지, 치료는 어떻게 해야 하는지 검증되지 않은 무수한 정보가 우리 주변에 돌아다니니까요. 지금도 '어깨가 아프면 이 운동부터 하세요!'라는 유튜브 영상이 수십만이 넘는 조회수를 기록하고 있습니다. 하지만 아무리 운동이 좋다고 내 어깨 상태에 언제나 맞는다는 건 아닙니다. 오십견 환자에게 좋은 운동이 회전근개가 파열된 환자에게는 오히려 독이 될 수 있으니까요. 마찬가지로 어깨충돌증후군에 효과적인 스트레칭이 반대로 불안정성이 있는 어깨에는 얼마든지 해로울 수 있습니다.

사정이 이렇다 보니 병원을 신뢰하지 않는 분들이 계십니다. 여기엔 나름 현실적인 이유도 있습니다. 환자 한 명을 진료하는 데 고작 5분을 넘기지 않는 경우가 많거든요. 아무리 뛰어난 의사라 해도 짧은 시간에 환자의 전체적인 밸런스를 평가하기는 거의 불가능합니다. 전문화의 함정도 있습니다. 정형외과는 뼈와 관절만 보고, 신경외과는 신경만 보고, 재활의학과는 기능에 초점을 맞추다 보니 전체를 파악하는 데 실패하는 겁니다.

더 위험한 건 자가 진단입니다. 나는 팔을 들었을 때 어깨가 아프니까 이건 어깨충돌증후군이야. 섣부른 결론이 병을 키우고 치료를 늦추는 주범이 됩니다. 의학을 오랫동안 공부하고 수년간 수련의를 거친 전문가도 신중하게 접근하는 문제를 인터넷 검색 30분으로 뚝딱 해결하려는 셈이죠. 이렇다 보니 한 길 어깨 속을 모르겠다는 말이 돌아다니는 겁니다. 중요한 건 이런 정보를 이해하는 능력, 소위 '건강문해력(health literacy)'을 갖는 것입니다.

증상으로 섣불리 진단하면 안 돼요

증상만 가지고 진단하면 문제를 너무 단순화할 수 있습니다. 환자분이 "내가 이런 증상이 있기 때문에 이런 진단을 원한다."라고 요구할 수 있는 문제가 아닙니다. 어깨 엑스레이를 보면 석회 외엔 아무것도 보이지 않는 경우가 대부분이지요. 당장 환자분이 팔을 들 수 있다고 해서 어깨 힘줄이 괜찮다고 말할 수 없는 노릇입니다. 증상과 구조를 종합해서 보지 않으면 구체적인 진단이 내려질 수 없습니다.

통증의 위치만 봐서는 안 됩니다. 전체 그림을 봐야 해요. 환자가 걸어 들어오는 걸음걸이부터 한쪽으로 기울어져 있지는 않은지, 서 있을 때 양쪽 어깨의 높이가 다르지는 않은지, 앉을 때 자세는 어떤지, 직업은 무엇인지, 생활은 어떤지, 하루에 몇 시간 앉아 있는지, 어떤 운동을 하는지, 최근에 무거운 물건을 들었던 적은 없는지 등등 전반적인 문진이 이뤄져야 합니다.

문진이 끝나면 촉진도 필요합니다. 어깨가 아프다고 어깨만 만져서는 안 되고요. 목의 긴장도는 어떤지, 흉추의 움직임은 어떤지, 견갑골의 움직임과 고관절의 가동성은 어떤지, 한 곳이 아니라 전체적인 움직임의 질을 평가해야 합니다. 초음파나 엑스레이, MRI는 어깨라는 전체 구조에서 퍼즐 조각 하나만을 보여줄 뿐이죠. 파열이 있다고 해서 그게 통증의 원인이라고 단정할 수 없어요. 실제 연구에 따르면, 60대 이상의 절반 이상이 별다른 증상이 없는 회전근개파열 소견을 갖고 있다는 보고도 있으니까요. 파열이 있어도 아프지 않을 수 있고, 파열이 없어도 심하게 아플 수 있는 게 어깨 부위입니다.

어깨 통증을 이해하는 것은 몸의 언어를 배우는 과정입니다. 몸은 간단해 보여도 복잡한 문법 체계를 갖고 있습니다. 한 부위의 통증은 여러 문맥 속에서 종합적으로 해석되어야 하는 이유가 여기에 있습니다. 어깨가 아프다는 건 어깨에 문제가 있다는 단순한 의미만을 내포하지 않습니다. 골반에서 시작된 불균형이 척추를 거쳐 목으로 전달되었고, 나도 모르게 어깨 위치가 달라졌으며, 그 탓에 결국 어깨 관절과 특정 근육에 과부하가 걸린 것일 수 있습니다.

당장 할 수 있는 최선은 유능한 번역가를 찾는 일입니다. 몸의 언어를 잘 해석해 줄 수 있는 전문가, 한 길 어깨 속을 열 길 물속처럼 훤히 들여다볼 수 있는 그런 명의가 필요합니다. 좋은 진단은 시간과 경험이 절대적으로 필요하죠. 수천 명의 환자를 보며 축적한 패턴 인식, 미묘한 차이를 구별해내는 촉진 능력, 어깨와 신체 전체를 통합적으로 보는 시야, 이 모든 게 어우러질 때 비로소 정확한 진단이 나온다는 점을 꼭 기억하세요.

23
어깨 통증에도
골든 타임이 있다?

흔히 참다가 병을 키운다는 말이 있습니다. 통증을 참는 것보다 병원에 대한 두려움이 더 크기 때문입니다. 안타깝게도 통증이 두려움을 넘어설 때는 이미 치료 시기가 늦은 경우가 많습니다. 솔직히 의사인 저도 주사 맞는 게 무섭습니다. 우린 어려서부터 본능적으로 병원을 무서워하는 것 같습니다. 사람은 왜 두려움을 느낄까요? 첫째, 확진에 대한 두려움 때문이죠. '정말 큰 병이면 어떡하지?' 검사를 받는 순간, 가능성이 사실이 되는 걸 두려워하는 겁니다. 둘째, 치료 과정에 대한 두려움 때문입니다. '수술을 받아야 한다면, 입원해야 한다면, 부득이하게 일을 쉬어야 한다면, 비용은 얼마나 들까?' 이 모든 게 두려운 거죠.

일반적인 골든 타임은 있습니다

그래서 우리는 스스로에게 최면을 걸 듯 말합니다. '자아, 조금만 더 참아보자. 시간이 지나면 나아질지도 몰라.' 그런데 시간이 지나도 나아질 병이면 벌써 나았을 겁니다. 어깨 통증은 병원을 찾으라는 경고등이지만, 우리는 그 경고등에 검은 테이프를 붙이거나 페인트로 가리려고 합니다. 보이지 않으면 문제가 없는 것처럼 느껴지니까요. 모든 질병이 그런 것처럼, 어깨 통증 역시 '정확한 진단(right diagnosis)'만큼이나 치료에 있어 '적절한 시기(right time)'도 중요합니다.

아픈 걸 잘 참는 분이 계십니다. 언제나 아팠고, 한 번도 안 아팠던 적이 없기 때문에 여기저기 욱신욱신 쑤시고 저린 걸 당연하게 여기시는 겁니다. 그런데요. 아픔을 참는 건 미덕이 아닙니다. 매일 파스만 붙이고 진통제를 먹으며 엄연히 존재하는 근육통을 방치하는 건 나중에 큰 문제를 일으킬 수 있어요. 어떤 환자분은 파스를 덕지덕지 붙인 어깨를 보여주며 "제가 이걸로 버텨요." 하시는데, 파스로 버티시면 안 됩니다. 파스도 붙이는 진통제입니다. 절대 파스로 어깨 질환이 낫지 않거든요.

오십견에는 골든 타임이 없습니다

사실 오십견에는 골든 타임이 따로 없습니다. 내원하시면 바로 브리즈망 시술을 통해 어깨를 원활하게 사용할 수 있게 됩니다. 확실한 치료법이 있는데 쓸데없이 고통을 참으며 시간을 보낼 필요가 없다는 점입니다. 그만큼 브리즈망 시술은 검증이 끝난 치료법이죠.

반면 회전근개파열에는 골든 타임이 존재합니다. 한번은 이런 환자가 계셨습니다. 50대 신체 건강한 남성 환자분이셨는데, "몇 개월 전부터 운동을 시작했는데 그 이후로 어깨가 아프기 시작했어요."라고 합니다. '왜 아플까?' 궁금했지만 평소 운동을 너무 안 해서 그런가 싶어 전보다 더 열심히 운동에 매진했다고 합니다. 왜 오랜만에 뛰면 허벅지에 알이 배기는 것처럼, 이번 기회에 운동으로 통증을 이겨야겠다 싶더랍니다. 그러나 그 이후로도 어깨 통증은 점점 심해졌고, 결국 참다못해 병원을 찾게 되었습니다.

아프다는 그분의 어깨를 정밀 진단하니 소견이 어깨 힘줄 파열로 나왔더랬습니다. 이처럼 50대에 3개월 이상 어깨 통증이 지속된다면 반드시 검사부터 받아봐야 합니다. 회전근개파열이 의심될 때는 MRI를 찍어볼 필요가 있습니다. 어깨는 엑스레이만으로 정확한 진단이 어려울 수 있기 때문이죠. 일단 전층 파열이 발생했다면 바로 봉합 수술이 들어가야 합니다. 자연적으로 낫게 하겠다며 그대로 두면 1년에 전층 파열 부위가 4mm씩 커집니다. 힘줄은 꿰매지 않으면 같은 방향으로 찢어진 부위가 계속 늘어나고, 수술도 어렵고, 봉합을 해줘도 재발 위험마저 커질 수 있습니다.

골든 타임에도 환자분이 반드시 지켜야 할 절대 법칙이 있습니다.

오늘부터 어깨통증과 이별합니다

법칙	내용
2주의 법칙	• 통증이 2주 이상 지속되면 위험 • 대부분의 급성 통증은 2주 안에 호전되는 게 정상 • 2주가 지나도 나아지지 않는다면 단순한 문제가 아닐 가능성이 높음
악화의 법칙	• 시간이 지날수록 통증이 심해지면 위험 • 통증 범위가 넓어지면 즉시 병원에 가야 함 • 호전 반응에도 정도가 있음(정상적인 회복 과정이 아님)
기능 상실의 법칙	• 일상생활에 지장이 생기면 위험 • 힘이 빠지거나, 감각이 이상하면 위험 • 평소에 하던 활동을 못 하게 되면 이미 심각한 단계임
야간 통증의 법칙	• 통증 때문에 잠을 못 자면 위험 • 밤중에 자주 깨면 즉시 병원에 가야 함 • 염증이 심해지거나 구조적 문제가 있을 가능성이 높음
다른 증상 동반의 법칙	• 통증과 함께 열이 나거나, 체중이 줄면 위험 • 극심한 피로가 동반되면 즉시 병원에 가야 함 • 감염이나 다른 전신 질환의 신호일 수 있음

통증은 자비롭지 않죠. 참는다고 사라지지 않습니다. 오히려 점점 병을 키울 뿐입니다. 처음에는 특정 동작을 할 때만 아프던 어깨가 이제는 가벼운 물건을 들려고 해도 아프기 시작합니다. 옷을 입거나 벗을 때도 아프더니, 한밤에 자다가 어깨가 너무 아파서 침대에 우두커니 앉아 있는 시간이 늘어납니다. 눈물까지 찔끔 났습니다. 그리고 마침내 견딜 수 없는 순간이 옵니다. 일상생활이 불가능해지는 겁니다. 컵을 들 수도 없고, 혼자 몸을 씻을 수도 없습니다. 누군가의 도움 없이는 하루를 버틸 수 없습니다. 그제야 병원의 문을 두들깁니다. 병원 가는 두려움보다 통증이 더 커졌기 때문이죠.

24

내 몸은 내가 잘 안다던
그 할머니는 어떻게 되었을까?

"통증은 축복이다."

언뜻 이상하게 들리시겠지만, 그리고 지금도 통증으로 밤새 잠자리에서 뒤척이며 밤을 지새우는 환자분에게는 조금 억울하게 들리시겠지만, 이는 틀린 말이 아닙니다. 통증은 우리 몸이 보내는 가장 원초적이고 강력한 경고음이자 질병이 더 깊어지기 전에 멈추라고 외치는 생존의 메시지입니다. 통증이 없으면 우리 몸이 엉뚱한 방향으로 가는지 알 수 없을 겁니다. 당장 아프지 않다면 우리는 뼈가 부러진 채로 계속 있거나 심장이 경고 없이 멈추는 순간에도 아무렇지 않게 친구와 술잔을 기울일 수도 있겠지요. 이 축복 덕분에 우리는 불편함을 느끼고, 마침내 병원을 찾게 됩니다.

오늘부터 어깨통증과 이별합니다

문제는 이 통증이라는 경고음을 듣고 스스로 병의 진단과 병명까지 내려버리는 순간에 발생합니다. 특히 어깨 통증 분야에서는 '내 몸은 내가 가장 잘 안다.'는 믿음 아래, 자가 진단과 처방이 빈번하게 이루어집니다. 한창 원적외선이 인기를 끌더니, 어떤 때는 육각수 물의 효능이 전파를 타고, 또 어떤 날에는 음이온 침대니 옥장판이니 실험도 검증도 없는 정체불명의 유령 같은 이야기들이 우리 주변을 어슬렁거리며 배회하고 있습니다. 의사의 한 사람으로서 가장 걱정이 되는 환자분은 스스로 병명도 정하고 스스로 처방까지 내리시는 분입니다.

자가 진단의 함정

제가 진료실에서 가장 자주 듣는 자가 진단 병명은 단연 오십견입니다. 환자분들은 팔을 올릴 때 아프거나 밤에 통증이 오면, 오십 넘었으니 나이 탓이라며 오십견으로 확신합니다. 이때 온갖 대체의학과 유사과학이 동원됩니다. 숯가루로 패치를 만들어 어깨에 붙이시는 분, 차가운 곳에서 자야 한다며 한겨울에도 반팔티 차림으로 냉골에서 버티시는 분, 캘리포니아산 선인장이 좋다며 국적도 원산지도 없는 이상한 가루를 드시는 분, 정말 다양한 분들이 자가 진단의 함정에 빠져 허우적대고 있습니다.

그중에서 단연코 1등인 분이 있었습니다. 70대 평택에 사시던 할머니셨는데요. 수년 전, 심한 어깨 통증으로 병원을 찾으셨습니다. 할머니는 목이 거의 직각으로 꺾일 만큼 거북목이셨는데, 사연을 물으니 이게 다 깻잎 농사 때문이라며 그렇게 된 지 벌써 10년도 넘었다는 대답이 돌아왔습니다. 너무 아프실 때는 파스나 찜질로 버티고, 조금 괜찮으면 깡소주로 버티시며 사셨습니다. 그렇게 시간이 많이 지나 통증으로 밤에 잠을 잘 주무시지 못한 상태로, 주변에서 오십견이라며 병원에 가보라고 해서 오셨다고 했습니다.

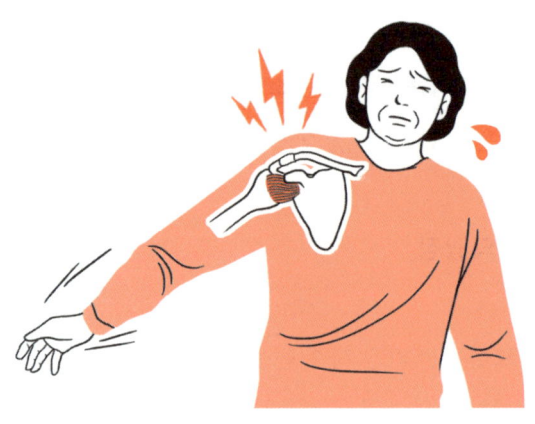

초음파로 보니 관절낭이 심하게 유착된 상태였습니다. 당장 브리즈망 시술이 필요한 상황이었어요. 그런데 할머니는 "내 몸은 내가 잘 알어."를 시전하시며 그때부터 완강하게 치료를 거부하셨습니다. 그때는 자세히 설명도 드리고 안심도 시켜보았지만, 끝끝내 거부하셨습니다. 치료를 강요할 수는 없어서 할머니를 설득하다가 포기하고 말았는데, 지금 생각해 보니 아마도 시술에 대한 걱정과 부담, 병원비에 대한 염려가 있지 않았나 싶습니다. 저는 그날 그렇게 아무것도 못 해보고 할머니를 보내드리고 말았습니다. 자리에서 일어나 천천히 걸어 나가시는 뒷모습이 저는 지금도 생생히 기억납니다. 과연 할머니는 지금쯤 어떻게 지내실까요?

의사를 믿고 어깨를 맡기세요

최근 50대 남성 환자 주성천 씨(가명)가 심한 어깨 통증으로 병원을 찾았습니다. 성천 씨는 몇 달 전부터 팔을 들기가 힘들었고, 옷을 입을 때 찌릿한 통증이 왔지만, 주변 사람들로부터 "그거 다 나이 들어서 생긴 거다. 오십견이니까 시간 지나면 낫는다."라는 말을 듣고 자가 진단을 내렸다고 했습니다. 그러나 정밀 검사 결과 주 씨의 병명은 오십견이 아닌 중등도 이상의 회전근개 전층 파열이었습니다. 그런데도 환자분은 오십견으로 단정하고 팔을 억지로 움직여야 낫는다는 잘못된 민간요법에 따라 통증을 참고 계속 팔을 붕붕 휘두르셨다고 합니다.

회전근개는 한번 찢어지면 스스로 붙지 않습니다. 오히려 통증을 참고 움직인 행위는 파열 부위를 더 잡아당겨 파열 크기를 키우고 힘줄의 수축(견인)을 가속화할 뿐입니다. 우리 인생에 '만약'이라는 말은 없지만, 만약 성천 씨가 진단 초기에 병원을 찾았다면, 작은 파열 부위를 비교적 간단하게 봉합할 수 있었을 것입니다. 하지만 파열이 진행된 상태로 오셨기에 골든 타임을 놓치면서 수술 난이도가 높아졌고, 회복 기간도 훨씬 길어질 수밖에 없었습니다. 어깨 통증은 대개 목, 어깨, 등 어디든 넓게 퍼져 나타나기 때문에 통증의 위치만으로는 질환을 구분하기가 불가능합니다.

이처럼 통증이라는 축복은 우리에게 무언가 잘못되었다는 정보를 제공하지만, 그 경고음의 원인까지 정확히 분석해 주지는 않습니다. '힘줄이 찢어진 것'과 '관절낭이 굳은 것'은 완전히 다른 문제이며, 치료법 또한 수술적 복원과 재활적 이완으로 극명하게 나뉩니다. 잘못된 진단은 적절한 치료 시기를 놓치게 하여 단순한 질환을 복잡하고 만성적인 장애로 키울 위험을 안고 있습니다. 물론 환자 스스로 통증의 양상(언제 아픈지, 어떤 동작에서 아픈지)을 세밀하게 관찰하는 자가 진단적 노력은 전문의에게 귀중한 실마리가 됩니다. 그러나 그 실마리를 가지고 최종적으로 얽힌 퍼즐을 푸는 일은 오직 전문 지식과 경험, 그리고 영상 장비를 통해 해부학적 구조를 직접 확인할 수 있는 전문의의 영역입니다.

오늘부터 어깨통증과 이별합니다

25

병원은 통증보다
그리 먼 곳에 있지 않다?

많은 분이 정형외과 진료실을 마치 가서는 안 될 곳처럼 여기십니다. 무슨 넘지 말아야 할 분단의 장벽 같은 게 가로막고 있는 것처럼 말이죠. 하지만 정형외과 의사로서 제가 환자분께 드리고 싶은 이야기는 병원이 통증보다 그리 먼 곳에 있지 않다는 점입니다. 어렵더라도 병원의 문턱을 넘는 것이 그래도 어깨가 아파서 데굴데굴 구르는 것보다는 훨씬 낫지 않을까 하는 이야기랍니다.

병원을 선택하는 방법

어깨가 아프신 여러분을 위해 좋은 병원을 선택하는 방법을 말씀드리겠습니다. 우선 문진할 때, 의사가 어깨를 움직여 보면서 꼼꼼하게 문진하는 병원을 선택하세요. 어깨가 아프다고 하는데, 어깨도 움직여 보지 않고 환자분의 말만 듣고 치료하면 정확한 원인 파악이 어렵고, 그렇게 치료해서는 잘 낫기 어렵습니다. 두 번째로, 주사치료를 할 때 스테로이드 주사를 가급적 사용하지 않는 병원을 선택하세요. 물론 스테로이드 주사가 필요할 때 사용할 수 있지만, 근본적인 치료 없이 스테로이드 주사로 통증만 잠깐 없애준다면 또다시 문제가 발생할 수밖에 없으니까요. 세 번째로, 어깨 치료를 할 때 다양한 치료 방법을 가지고 환자를 치료하는 병원을 선택하세요. 어깨는 구조적인 문제이기 때문에 한 가지 방법으로 낫기가 어렵습니다. 네 번째로, 원인에 대해 자세히 설명해주며, 어떻게 치료하는지 설명하고, 치료 후에는 스트레칭과 생활 관리를 어떻게 해야 하는지 설명해주는 병원을 선택하세요. 저는 환자분들을 진료할 때, 어깨 치료는 늘 마라톤을 뛰는 것과 같다고 설명하는데요. 단기간에 해결할 수 없기 때문에 전체 로드맵 속에서 환자분이 치료 방향을 충분히 이해하고 잘 따라올 수 있어야지 좋은 치료 결과를 기대할 수 있습니다. 마지막으로 치료 가격으로 병원을 정하는 실수는 하지 말았으면 합니다. 체외충격파 치료는 기계에 따라서 치료 결과를 완전히 다르게 만들 수 있어요. 가격이 싼 곳만 찾아다녀서는 제대로 된 치료 효과를 보지 못할 수 있습니다.

오늘부터 어깨통증과 이별합니다

병원을 갈 때 갖춰야 할 것

일단 의사도 환자분이 처음이라는 사실을 알아야 합니다. 내 마음을 다 알아줬으면, 지금 내가 겪는 고통을 다 이해했으면 싶지만, 의사도 인간이고 한계가 있을 수밖에 없어요. 그래서 진단에 앞서 본인의 증상을 객관적이고 구체적으로 적어두는 게 좋습니다. 저는 내원하신 환자분에게 질문을 많이 합니다. 질문은 환자분을 시험하기 위한 게 아닙니다. 오히려 환자분이 스스로 관찰해 온 통증의 실마리들을 모아 정확한 진단명을 찾아내기 위한 필수적인 탐색 과정입니다. 병원의 문턱은 결코 높지 않으니, 주저 말고 편안한 마음으로 그 실마리를 전달해야 합니다.

제가 진료실에서 환자분과 나누는 문진의 과정은 다음과 같습니다.

순서	문진 내용
1	**발병 시점과 원인 추정: "언제부터, 어떻게 아프셨나요?"** • 통증이나 증상의 발병 시점 확인 • 특별한 계기가 있었는지 확인 • 직업적 요인이 있는지, 어깨 사용의 빈도 확인
2	**통증 양상 파악: "통증이 주로 어디에, 어떻게 나타나나요?"** • 통증의 위치를 확인: 어깨 앞쪽인지, 어깨 뒤쪽인지 • 통증의 성격을 확인: 욱신거리는지, 찌릿한지, 전기가 오듯 저린지 • 특정 동작과의 연관성 확인: 팔을 올릴 때 아픈지, 내릴 때 아픈지, 돌릴 때 아픈지

순서	문진 내용
3	**일상생활 영향 및 기능 제한 평가: "세수나 머리 빗기가 힘든가요?"** • 기능 평가: 머리 감기, 옷 입기, 뒷주머니 손 넣기, 선반 위 물건 꺼내기 • 능동 운동 검사 • 수동 운동 검사
4	**수면 방해 여부: "밤에도 아파서 잠을 종종 설치시나요?"** • 야간 통증 유무 확인

이러한 문진 과정을 통해 전문의는 환자분의 주관적인 통증 정보와 객관적인 신체검사 결과를 종합하고, 마지막으로 영상 검사(엑스레이, 초음파, MRI)를 결합하여 최종 진단명을 도출합니다. 통증과 증상을 떠올리는 게 환자분에게는 고통일지 모르지만, 의사에게는 정확한 진단을 위한 최고의 단서입니다. 병원을 무서워하거나 주저하지 마시고, 그 통증의 실마리(발병 시점, 양상, 영향)를 가지고 편안한 마음으로 진료실 문을 두드리시길 바랍니다. 조기 진단과 치료는 가장 빠르고 효과적인 회복의 지름길입니다.

26

팔을 천천히 들어 올리면 어깨가 아프다?

"선생님, 팔을 위로 들어보세요."

진료실에서 제가 가장 자주 하는 말 중 하나랍니다. 저에게는 철칙과도 같은 건데요. 어깨 통증을 호소하는 환자분을 진찰할 때 반드시 제가 직접 환자분의 팔을 들어 올리는 '수동적 운동 검사'를 수행한다는 거죠. 이와 달리 환자분이 직접 팔을 들어 올리는 운동 범위를 확인하는 걸 두고 '능동적 운동 검사'라고 합니다. 사실 '내가 직접 팔을 어디까지 들어 올릴 수 있느냐?'와 '남이 내 팔을 어디까지 들어 올릴 수 있느냐?'는 전혀 다른 의학적 정보를 줍니다. 능동적 운동 범위는 환자분의 평소 자세를 보기 위함이라면, 의사가 직접 환자분의 팔을 들어보는 것은, 어깨 운동 범위를 알아보기 위함입니다. 이것들을 총칭해서 '관절가동범위 검사(Range of Motion test, ROM)'라고 합니다. 어깨 질환을 확인하는 데 가장 기본적인 검사법이죠. 관절가동범위는 말 그대로 팔을 들어 올렸을 때 어디까지 움직일 수 있는지 그 범위를 확인하는 것입니다. 더 정확히 말하면, 어깨 관절이 한 방향으로 최대한 움직였을 때 시작 위치와 끝 위치 사이의 각도라고 할 수 있죠. 모든 관절에는 일정한 정상 범위가 있지만, 팔은 정상 상태에서 기본적으로 180도까지 올릴 수 있습니다.

두 가지 방식의 관절가동범위

관절가동범위 검사는 두 가지 방식으로 이뤄집니다. 환자 스스로 팔을 들어 올릴 수 있는 범위를 측정하는 방식을 '능동적 ROM'이라 하고, 의사가 환자분의 팔을 대신 들어 올릴 수 있는 범위를 측정하는 방식을 '수동적 ROM'이라 합니다. 먼저 능동적 ROM 시, 운동 범위가 정상이라면, 어깨충돌증후군을 의심해 볼 수 있습니다. 능동적 ROM 시 운동 범위가 비정상이라면, 수동적 ROM을 해보아야 합니다. 이때도 운동 범위가 비정상이라면, 오십견처럼 관절 자체의 구조적 문제를 띤다고 볼 수 있죠. 수동적 ROM에서 운동 범위가 정상이라면, 통증으로 인해서 능동적 ROM이 감소한 상태이기 때문에 어깨충돌증후군, 석회성건염, 회전근개파열 등을 의심해 볼 수 있습니다. 관절가동범위 검사는 단순해 보이지만, 어깨의 움직임 반경을 체크해서 질환의 성격을 규명하는 필수적인 검사입니다. 관절가동범위 검사는 다음의 네 가지로 이루어집니다.

오늘부터 어깨통증과 이별합니다

굽힘: 앞으로 들기

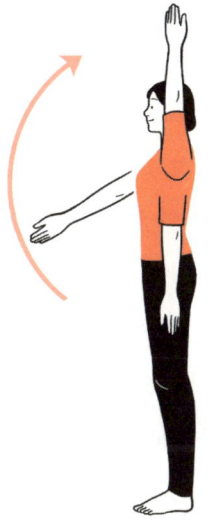

정상 0~180도
측정 옆에서 보며 팔이 귀까지 닿는지 확인

벌림: 옆으로 들기

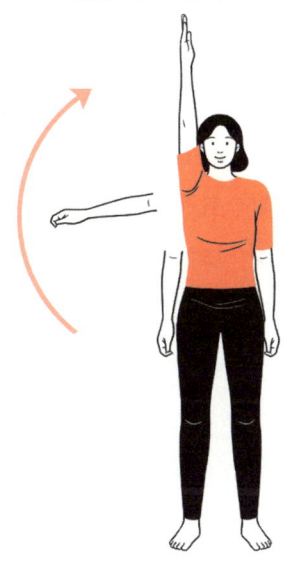

정상 0~180도
측정 앞이나 뒤에서 보며 팔이 머리 위로 가는지 확인

바깥돌림

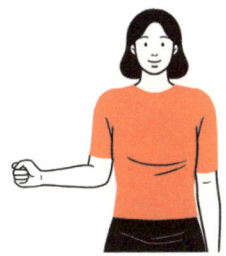

정상 60도
측정 팔을 몸통에 붙인 상태에서 팔뚝이 몸의 정중선에서 얼마나 벌어지는지 확인

안쪽돌림

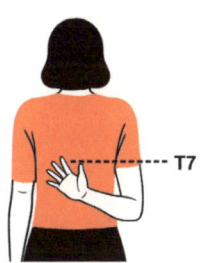

T7

정상 T7(등 중간)
측정 엄지손가락이 닿는 척추뼈 위치로 기록

관절가동범위가 삶에 주는 통찰

그런 의미에서 ROM은 삶의 질을 숫자로 표현한 것이 아닐까요? 20년간 수천 명의 환자분을 만나면서 요즘 ROM 검사의 의미를 새삼스럽게 깨닫습니다. ROM은 단순히 숫자로 표현되지만, 사실 그 이상의 가치를 갖는다는 것입니다. 환자분에게 기쁨을 주는 것은 단순히 통증이 사라지는 것만이 아닙니다. 움직임이 돌아오는 것, 일상이 돌아오는 것입니다. "이제 손자를 안아 올릴 수 있어요!" "오늘 제가 여기 오기 전에 집에서 제 손으로 머리를 빗었잖아요?" "요즘은 머리 위 선반에 놓인 물건을 내려달라고 더 이상 남편을 부를 필요가 없어졌지요." 이런 말들을 들을 때, 전는 ROM 검사의 진정한 의미를 깨닫게 됩니다. 그것은 단순한 각도 측정에 머무르는 게 아니라 환자의 삶이 얼마나 넓어졌는지를 측정하는 도구라는 것을.

오늘부터 어깨통증과 이별합니다

27

회전근개파열일까, 오십견일까
스스로 확인하는 자가감별법

"원장 선생님, 저 아무래도 오십견인 거 같아요."

어깨 통증을 호소하는 환자분에게 현실적으로 가장 흔히 혼동되는 질환이 바로 회전근개파열과 오십견(유착성 관절낭염)입니다. 적지 않은 환자분이 힘줄이 끊어졌는데 팔을 들기 힘들다는 이유로 자신은 오십견이라며 병원을 찾는데요. 이 글을 쓰고 있는 오늘도 그런 분을 뵈었습니다. 사실 두 질환은 모두 '팔을 들기 힘들다'라는 공통 증상이 있어서 전문적인 의학 지식이 없는 일반인이 둘의 차이를 파악하는 게 그리 쉬운 일은 아닙니다. 그럼에도 통증 양상과 움직임의 제한 형태가 확연히 다르기 때문에 몇 가지 자가감별법으로도 쉽게 구분할 수 있습니다.

회전근개파열의 증상과 특징

회전근개파열은 특정 팔 동작으로 온다고 생각하면 쉽습니다. 회전근개파열은 통증도 팔을 움직일 때 심해지고 움직이지 않으면 통증이 잦아지는 경향이 있죠. 팔을 들어 올리려고 하면 통증으로 '팔이 떨어지는' 현상이 일어납니다. 팔을 앞으로 들려고 하면 보통 60~120°에서 극심한 통증을 느낍니다. 이 구간을 흔히 '통증호 징후(painful arc sign)'라고 합니다. 회전근개파열은 어깨 바깥쪽(삼각근 부위)에서 통증이 뚜렷하게 나타나며, 팔을 들어 올려 머리를 빗거나 옷을 갈아입을 때 느껴지는 통증으로 그러한 일상 동작을 수행하지 못합니다.

오십견의 증상과 특징

반면 오십견은 몇 개월에 걸쳐 만성으로 증상이 이어지다가 수 개월이나 수주일 내 갑자기 악화되는 경향을 보입니다. 주로 어깨 바깥쪽에서 통증을 느낍니다. 특히 오십견은 모든 어깨 운동 범위에서 제한이 발생하며, 무엇보다 밤에 통증이 심해져서 환자분이 대부분 수면장애를 호소하기도 합니다. 오십견은 회전근개파열과 달리 근력은 비교적 유지하는 편입니다. 오십견은, 여성의 경우 흔히 팔을 뒤로 돌려 속옷의 커프를 채우는 데 어려움을 느끼고, 남성과 여성 모두 머리 위로 팔을 올리거나 양팔을 등 뒤로 돌려 뒷짐을 지기 어려운 증상이 나타납니다.

오늘부터 어깨통증과 이별합니다

오십견과 회전근개파열을 구분하는 가장 명확한 단서는 운동 범위 제한의 양상을 살펴보는 것입니다. 회전근개파열은 스스로 팔을 들어 올리는 능동 운동만 힘들 뿐 의사가 팔을 들어 올리는 수동 운동은 수행이 가능한 반면, 오십견은 능동 운동과 수동 운동이 모두 제한되어 있습니다. 쉽게 말해 오십견은 자기도 당연히 팔을 못 올리지만, 남이 들어 올려도 팔이 안 올라간다고 보시면 됩니다. 또한 회전근개파열은 팔을 90°에서 서서히 내려 보는 '드롭암 검사(Drop Arm Test)'로, 오십견은 손을 등 뒤로 넣어 반대쪽 견갑골이 만져지는지 확인하는 '애플리 긁기 검사(Apley Scratch Test)'로 확인할 수 있죠.

회전근개파열이 의심되는 경우	오십견이 의심되는 경우
—어깨 근육이 '툭' 끊어진 느낌 —외상, 무거운 물건 든 뒤 급성 통증 —팔을 들어 올릴 때 힘이 빠진다 —움직이지 않으면 통증 감소 —수동 운동은 가능하지만 능동 운동이 어렵다	—어깨 관절 주머니가 쪼그라든 느낌 —특별한 원인 없이 서서히 아픔 —밤에 통증 심해 수면 방해 —능동, 수동 모두 제한 —통증보다 "굳은 느낌"이 강하다

회전근개파열과 오십견은 전혀 다른 치료 접근이 필요하기 때문에 어깨가 정확히 어떤 상태인지 진단하는 게 반드시 필요합니다. 구체적으로 회전근개파열과 오십견을 치료하는 과정은 뒤에서 자세히 설명드릴까 합니다.

28
전문 병원이 시행하는
그 밖의 특수검사

저는 환자분이 내원하면 아무리 바빠도 반드시 시행하는 것들이 있습니다. 먼저 설문지를 통해 환자분의 전반적인 건강 상태를 체크합니다. 이 과정에서 평소 잠은 잘 주무시는지, 식사는 잘 챙겨 드시는지, 다른 가족력은 없는지 확인하죠. 이어서 기능의학적으로 필요한 혈액 검사를 시행하고, 이어서 혈압을 체크합니다. 이번 장에서는 큰 틀에서 어깨 통증에 접근하는 데 필요한 검사들을 소개합니다.

오늘부터 어깨통증과 이별합니다

엑스레이 검사

흔히 방사선 검사라고 하면 엑스레이를 떠올리실 겁니다. 어깨 정형외과에서는 엑스레이 검사를 골절 및 탈구를 확인하는 과정에서부터 염증, 석회성건염, 어깨충돌증후군, 오십견 판별 등 다양한 목적을 갖고 시행합니다. 골절(뼈가 부러진 것) 여부나 골절된 위치, 형태를 확인하는 데나 탈구(관절이 빠진 것) 여부를 확인하는 데 탁월한 정확도를 보여주죠. 그뿐만 아니라 관절염의 진행 정도(관절 간격 감소, 뼈 기형 등)를 평가하는 데나 어깨충돌증후군, 석회성건염, 오십견(동결견) 등 엇비슷한 어깨 통증을 보이는 질환을 판별할 때도 초음파와 함께 종종 활용됩니다. 다만 엑스레이 검사는 방사선에 환자분이 미약하게나마 노출될 수 있다는 단점이 있죠.

초음파 검사

어깨 질환을 진단하는 데 엑스레이 검사와 함께 가장 많이 활용되는 검사가 바로 초음파 검사입니다. 초음파 검사는 인간의 귀로 들을 수 없는 높은 영역대의 음파를 신체 내부로 보내서 조직에 반사되어 돌아오는 음파를 분석하여 영상으로 재구성하는 장치로, 엑스레이 검사나 CT처럼 방사선을 사용하지 않기 때문에 인체에 해가 없어 임산부나 소아 환자에게 안전하게 사용할 수 있다는 장점이 있죠. 초음파 검사로는 연부 조직의 표면적인 손상이나 염증, 물혹을 확인하고, 힘줄(건), 인대, 근육의 파열이나 손상을 확인하는

데 활용됩니다. 특히 관절의 움직임에 따른 힘줄이나 근육의 상태 변화를 의사가 실시간으로 관찰하면서 진단할 수 있다는 점과 검사 비용이 비교적 저렴하고 간단하다는 장점이 있지만, 뼈 깊은 곳이나 관절 안쪽 깊은 구조물은 정확히 보기 어렵다는 단점이 있죠.

MRI 검사

MRI는 자기공명영상(Magnetic Resonance Imaging)을 통해 어깨 부위를 들여다보는 장비로 연골, 인대, 힘줄, 근육 등 연부 조직 및 회전근개 손상을 정밀 진단하거나 조직 전체나 뼈의 골절, 내부 병변을 보는 데 활용됩니다. MRI 검사는 강력한 자기장과 고주파를 이용하여 우리 몸속의 수소 원자핵(양성자)에서 나오는 신호를 영상으로 재구성하는 검사로, 엑스레이 검사나 CT로 보기 어려운 연부 조직을 가장 자세하게 보여주며, 특히 방사선 노출의 위험이 없다는 장점이 있습니다. 단 다른 검사에 비해 검사에 들어가는 시간이 길고 비용이 높다는 단점이 있죠.

CT 검사

CT, 즉 컴퓨터 단층 촬영(Computed Tomography)은 복잡한 골절이나 미세 골절, 뼈 구조의 3차원적 평가가 필요할 때 활용되는 검사 방법이죠. 미세 골절이나 엑스레이 검사에서 겹쳐 보이는 복잡한 부위의 뼈 구조를 정밀하게 볼 수 있어, 수술 전 뼈의 정확한 변형

오늘부터 어깨통증과 이별합니다

정도나 위치 관계를 파악하는 데 활용도가 높습니다. 엑스레이 검사와 마찬가지로 방사선을 사용하기 때문에 방사선 노출에 대한 걱정이 없진 않지만, 특정 부위에 단면 영상이 필요할 때는 꼭 들어가야 할 검사입니다. MRI 검사보다는 검사에 걸리는 시간이 짧은 편이고, 장비 운영에 들어가는 비용도 MRI보다 저렴합니다.

혈액 검사

우리 몸속 혈액은 참으로 신기한 물질이죠. 약간의 채혈로도 현재 세포, 단백질, 전해질, 효소, 호르몬 등 수많은 성분의 수치를 측정하여 전반적인 건강 상태를 확인하고, 빈혈과 감염 등 다양한 질병을 진단하며, 치료 효과를 모니터링할 수 있습니다. 특히 염증 수치(ESR, CRP 등)를 확인하여 급성 염증 질환의 여부를 쉽게 판단할 수 있죠. 물론 염증 수치가 높다고 해서 무조건 심각한 질병이 있는 것은 아니며, 감기나 가벼운 부상 등 일시적인 요인으로도 상승할 수 있습니다. 그리고 노화지수, 우리 몸에서 에너지를 만드는 데 필수적인 조효소를 확인해서 몸의 회복 능력도 괜찮은지 확인할 수 있습니다. 또한 당뇨나 갑상선 등 어깨 질병과 연관성이 많은 질환을 감별할 수도 있습니다. 따라서 다양한 피검사 수치 결과는 환자분의 증상, 신체 검진 결과, 기타 정밀 검사와 종합하여 전문의가 해석해야 가장 정확한 진단이 가능합니다.

검사의 중요성

한번은 진료실 문이 열리고 40대 중반쯤 되어 보이는 남성이 들어왔어요. "허리가 아파서요. 며칠 전부터 계속 아프네요." 처음엔 전형적인 요통 환자처럼 보였습니다. 디스크나 협착증은 비슷한 나이대 남성 환자분이 가장 흔히 호소하는 증상이어서 그쪽으로 상태를 확인했습니다. 하지만 뭔가 달랐어요. 그래서 엑스레이 검사를 하면서 추가적으로 자율신경검사도 시행을 해보았습니다. 검사 결과를 보니까 단순한 요통이 아닌 것 같았습니다. 그래서 "선생님, 혹시 다른 증상은 없으세요?" 그러자 기다렸다는 듯이 "사실 몸이 너무 안 좋아요. 계속 춥고 떨리고 며칠째 컨디션이 나쁘네요." 이 말에 귀가 번쩍 뜨였죠. 열을 재보니 38.5도까지 나왔어요.

허리 통증과 발열, 전반적인 컨디션 저하 등 환자분의 상황을 전반적으로 고려할 때 허리 쪽 문제가 아니라 도리어 큰 병일 수 있겠다 싶었습니다. "선생님, 이거 간단하지 않은 병이에요. 먼저 내과에서 검사를 좀 해봐야 할 거 같네요." 제 말에 환자분은 조금 짜증을 내셨습니다. 아무래도 괜히 이것저것 검사를 해보자고 말할까 덜컥 겁을 집어먹으신 모양이었죠. 내과에서는 혈액 검사와 초음파 검사를 시행했고, 결론은 신우신염이었습니다. 콩팥(신장)과 신우(콩팥 안쪽의 소변이 모이는 공간)가 세균에 감염된 질환으로 일반적인 방광염과는 다른 것입니다. 방광염은 아래쪽 요로 감염이지만, 신우신염은 위쪽 요로 감염이라서 때에 따라 허리가 아플 수 있습니다.

오늘부터 어깨통증과 이별합니다

통계에 따르면, 제때 적절히 치료받지 못한 신우신염 환자의 10~20퍼센트는 패혈증으로 진행될 수 있습니다. 어쩌면 단순 허리 통증이나 근육통쯤으로 알고 이런저런 약만 드시다가 시간을 지체했더라면 이 환자분도 그렇게 될 수 있었을지 모릅니다. 이분도 허리가 아프셔서 정형외과에 오셨고, 다른 증상은 따로 언급하지 않으시고 허리 통증만 얘기하셨죠. 그런데 추가적인 검사를 통해 환자분의 다른 증상을 확인하면서 신우신염을 진단하게 된 거였습니다. 사실 이분은 전형적인 신우신염의 증상이 없었으며, 늑골척추각 압통도 없었습니다. 아주 초기 증상이라서 허리 통증만을 얘기하셨던 것 같습니다.

'나를 거쳐 가는 환자분에게는 최선의 진료를 하리라.'라는 다짐, 십수 년간 진료실을 지키며 가진 소신이 빛을 발하던 순간이었죠. 진단은 의학이지만 과학이며 동시에 예술이기도 합니다. 검사 수치, 영상 소견, 병리 결과, 이런 것들은 질병에 대한 객관적이고 과학적인 정보를 주지만, 촉진과 문진을 통해 얻는 주관적이고 직관적인 정보는 진료실에서 환자분을 직접 볼 때 얻을 수 있는 감각입니다.

"어깨는 단순한 뼈와 근육이 아니라
당신의 심장과 손 사이에 놓인 교량이다."

마야 안젤루

4부
수술 없이 어깨 통증을 치료할 수 있다면?

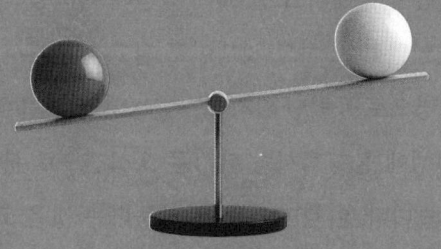

29
수술 없이도
치료가 가능하다면?

저는 재작년 경산에서 오신 60대 김분례 씨(가명)의 사례가 지금도 생생히 기억납니다. 하도 멋쟁이로 입고 다니셔서 병원에서 '김여사'라는 별명으로 불렸던 환자분이었는데, 오십견 때문에 내원하셨더랬죠. 인생에 불청객처럼 다가온 오십견으로 분례 씨의 삶은 엉망이 되었습니다. 아침마다 옷을 입는다는 것은 고통스러운 의식이었고, 머리 위 선반의 컵을 잡는 작은 동작도 감히 시도조차 할 수 없는 도전이 되었죠. 왼팔은 마치 몸의 일부가 아닌, 마치 엄마에게 반항하는 고집스러운 사춘기 자녀처럼 꼼짝하지 않았습니다. 밤에는 칼로 생짜배기 어깨를 후벼 파는 듯한 통증 때문에 잠에서 깨기 일쑤였고, 그녀의 어깨는 낮의 피로와 밤의 불안을 모두 짊어진 채 더욱 단단하게 굳어갔습니다.

"이대로 영원히 굳어버리면 어쩌지?"

이것이 분례 씨의 가장 큰 두려움이었더랬죠. 여든을 훌쩍 넘긴 친정어머니를 안아드리려 해도, 힘없이 축 처진 팔을 움직일 수 없어 눈물만 흘렸노라고 하소연하시는 모습을 보면서 저 역시 마음이 짠했습니다. 어깨는 몸의 자유를 앗아갔을 뿐 아니라, 사랑하는 이들과의 물리적인 연결마저 끊어 놓는 절연의 징표가 되었습니다. 그녀의 가장 큰 걱정은 수술이었습니다. 디스크와 자궁암 등 여러 번 수술을 받았지만, 분례 씨에게 마취는 심연의 침묵보다 더 고요한 지옥의 경험이었다고 합니다. 거기다 RH 네거티브 O형이었던 자신의 희귀한 혈액형도 한몫했죠. "수술할 거라면 차라리 죽을 때까지 이렇게 살렵니다."

얼음을 깨는 용기, 브리즈망의 순간

"수술 안 하셔도 돼요. 브리즈망 시술로도 충분히 좋아질 수 있습니다." 치료 방향을 듣자 그녀는 마치 오십견을 당장 떨쳐내기라도 한 듯 펄쩍 뛰며 좋아했습니다. "지금 여사님 어깨 관절은 주머니(관절낭) 안 염증 때문에 어깨 조직이 서로 유착되어 마치 굳은 풀처럼 붙어버린 상태입니다. 브리즈망 시술은 간단한 과정을 거쳐 통증을 차단하고, 굳어버린 유착 부위를 의사가 부드럽게 움직여 물리적으로 박리해 주는 과정으로 보면 됩니다."

다만 마취는 어쩔 수 없이 그녀가 지나가야 할 관문이었습니다.

이를 설득하는 데는 적잖은 시간이 필요했습니다. 저는 마취를 두려워하는 여성 환자분을 충분히 이해합니다. 마취에 대해 나쁜 기억을 가진 분들은 특히 공포스러울 것입니다. 분례 씨 역시 두려움이 없었다면 거짓말일 것입니다. 그러나 그녀는 이 고통을 끊어내고 싶다는 간절한 희망에 기대어 용기를 냈습니다. '이대로 갇혀 사느니, 차라리 한 번 깨어나자.' 그렇게 저를 믿고 브리즈망 시술을 받기로 결단하셨죠.

다시 시작된 몸의 언어

시술 후 다음날 분례 씨는 이전과는 비교할 수 없는 어깨의 움직임에 놀랐습니다. 통증은 여전히 남아있었지만, 팔이 뻣뻣하게 멈춰 있던 한계선이 멀리 사라진 것을 느꼈습니다. 굳게 닫혀 있던 어깨 방의 문이 비로소 활짝 열린 것처럼 말이죠. 브리즈망은 기적의 종결점이 아니라, 재활의 희망찬 출발점이었죠. 시술 후 몇 주간은 유착이 다시 생기지 않도록 매일 의식적으로, 그리고 꾸준히 관절 운동을 해야 했습니다. 이 과정은 때때로 고통스러웠지만, 이제 그녀에게는 희망이라는 동력이 생겼습니다.

브리즈망 시술은 수술 없이도 오십견을 치료할 수 있는 획기적인 시술입니다. 환부에 접근하기 위해 어깨 부위를 일정한 크기로 절개하는 수술과 달리, 브리즈망은 몸에 칼을 대지 않고도 단단하게 굳은 어깨 관절낭을 비교적 손쉽게 풀어줄 수 있습니다. 비수술적인 방법이라 회복도 빠르고 흉터도 남지 않습니다. 수술 후 일정

기간 입원이 필요한 수술이 부담이라면, 브리즈망은 즉각적인 시술로 당일 어깨 가동 범위가 크게 개선된다는 장점이 있죠. 오십견 치료를 위해 직장에 휴가를 내거나 월차를 쓰실 필요도 없고, 통증과 움직임 제한이 심한 환자분에게 비교적 빠르게 도움을 줄 수 있습니다. 다음 장에서 브리즈망이 어떤 시술인지 하나씩 설명하도록 하겠습니다.

30
브리즈망의 기적, 우리가 모르는 속설과 진실

　저는 브리즈망 시술이 오십견 치료에 게임체인저라고 생각합니다. 그래서 많은 환자분에게 권해드리고 있는데요. 일부 환자 중에서 잘못된 의학 상식을 갖고 저에게 묻는 분들이 계셔서 오래전부터 기회가 된다면 이 부분을 해결해 드리고 싶다는 생각이 있었습니다. 몇 가지 질문은 겹치기도 하고 빈도가 높은 질문들은 책을 쓰기 위해 따로 모아두기까지 했어요. 그래서 이번 장에서는 브리즈망 시술을 구체적으로 설명하기에 앞서 시중에 사실처럼 떠도는 루머를 해결하여 브리즈망 시술의 이해를 돕고자 합니다.

　　　　　　　　오늘부터 어깨통증과 이별합니다

관절낭을 일부러 찢는다면서요?

"원장 선생님, 브리즈망이 관절낭을 찢는 시술이라고 겁을 주는 분이 있는데 사실인가요?"

병원을 찾는 환자분 중에서는 브리즈망 시술이 멀쩡한 관절낭을 찢는 시술이라며 걱정 반 의심 반 우려를 제기하시는 분이 계신데요. 여기서 '찢는다'라는 표현이 조금 무섭게 느껴지실지 모르겠지만, 사실 브리즈망 시술은 관절낭을 인위적으로 늘려주는 방법이라고 생각하시면 됩니다. 비유를 하자면 고무줄을 늘이는 것과 같다고 생각하시면 어떨까 합니다. 새 고무줄을 처음 늘이려고 하면 보통 힘이 많이 들어가죠. 그런데 끝까지 잡아당겨서 고무줄을 최대한 늘여 놓으면, 다음 고무줄을 당길 때는 처음보다 훨씬 힘을 덜 들어가잖아요? 바로 브리즈망 시술도 이와 똑같은 원리라고 생각하시면 됩니다. '찢는다'라는 표현에 너무 겁을 먹을 필요는 없어요.

차라리 칼로 째는 게 낫지 않을까요?

"집도의가 메스로 환부를 찢으면 어느 부위를 얼마나 찢는지 알수 있는데, 브리즈망 시술은 어느 부분이 얼마나 찢기는지, 어떤 모양으로 찢어지는지 알 수 없다고들 하던데 정말 제 어깨를 맡겨도 괜찮은 건가요?"

'찢는다'라는 말에 어떤 환자분은 메스로 그어서 정확하게 도려

내는 게 차라리 낫지 않은지 물으세요. 이건 오십견에 대한 오해 때문에 생겨난 루머랍니다. 오십견은 아래쪽, 앞쪽, 뒤쪽 관절낭이 단축된 것을 풀어줘야 운동 범위를 늘릴 수 있는데요. 팔을 위로 들면 아래쪽을 늘릴 수 있고, 팔을 바깥쪽으로 돌리면 앞쪽을, 팔을 안쪽으로 하면 뒤쪽 관절낭을 각각 늘릴 수 있습니다. 브리즈망 시술을 할 때 이렇게 원하는 방향 모두 관절낭을 늘릴 수가 있어서 걱정할 필요 없습니다.

이렇게 비유를 들어볼까요? 노트에서 종이 한 장을 찢는다고 할 때, 그냥 아무렇게나 확 잡아당기면 어느 방향으로 어떻게 찢어질지 알 수 없고 모양도 제멋대로 찢어지기 십상이죠. 그런데 적절히 힘을 주면서 종이의 결에 따라 천천히 찢으면 노트에서 종이를 잘 떼어낼 수 있습니다. 이와 마찬가지로 브리즈망 시술을 시행할 때도 관절낭을 부드럽게 이완하면서 찢기 때문에 원하는 방향으로 원하는 만큼 관절낭을 안전하게 늘릴 수 있답니다. 종이를 아무렇게나 쫙쫙 찢는 게 아니라 결에 따라 적절한 힘을 주어 조심스럽게 찢는다고 생각하시면 좋을 것 같아요.

잘못 받으면 골절된다면서요?

브리즈망 시술을 망설이는 환자분 중에는 골절의 위험을 많이 물으셔서 당혹스러울 때가 있습니다. 어디서 그런 루머를 들으셨냐고 되물으면 대부분 다른 지인이 브리즈망 시술을 하다가 뼈가 부러졌다며 조심하라 했다는 답변이 돌아옵니다. 100퍼센트 낭설

오늘부터 어깨통증과 이별합니다

입니다. 저는 수백 명의 환자분에게 브리즈망 시술을 해왔지만 지금까지 골절되신 분은 단 한 분도 보지 못했어요. 브리즈망 시술을 경험 많은 의사가 원칙대로만 한다면 골절의 위험성은 전혀 없습니다. 먼저 국소마취를 하고 환자분이 통증을 느끼지 못하는 상태에서 편안하고 부드럽게 관절낭을 여러 방향으로 늘리기 때문에 뼈가 부러질 일은 없다고 보시면 돼요. 정 걱정이 되신다면 브리즈망 시술 경험이 풍부한 전문 병원을 찾는 것을 추천해 드립니다.

아프다던데 괜찮을까요?

아무래도 '찢는다'라는 표현 때문에 브리즈망 시술이 엄청 아픈 시술이라는 인식이 환자분 사이에 퍼져 있는 것 같아요. 브리즈망 시술은 국소마취를 먼저 하고 진행하기 때문에 시술 중에는 환자분이 전혀 통증을 느끼지 못하세요. 단 6~8시간 뒤 마취가 서서히 풀리면 어깨 부위가 얼얼하게 아플 수는 있어요. 그것마저도 수술 뒤 욱신욱신 쑤셔서 진통제를 맞아야 할 정도는 절대 아니고, 다리 찢기 스트레칭을 한 이후 사타구니가 조금 당기는 정도의 통증이라고 보시면 됩니다.

실제로 브리즈망 시술에 대해 환자분 사이에서 가장 빈번한 질문 중 하나가 바로 이 통증 관련 질문인데요. 통증에 대해서 정말 많은 분이 궁금해하시고 또 질문도 주시는 부분이라 제가 운영하는 병원에서 직접 시술을 받으신 분을 대상으로 설문조사를 진행한 적이 있었습니다. 조사 결과에 따르면, 통증 때문에 어려움을 느꼈다고 하신 분이 전체 시술자 중에 불과 4퍼센트밖에 되지 않았습니다. 물론 통증을 느끼는 강도는 사람마다 다르겠지만, 진통제를 처방해 드리면 어려움 없이 지나가는 정도라고 말씀드릴 수 있겠습니다. 브리즈망 시술 이후 마취가 풀리면서 공포스러운 통증이 몰려오는 것 같은 일은 일어나지 않으니 크게 걱정하지 않으셔도 됩니다.

시술 후 평생 관리해야 한다는데 맞는지요?

모든 수술을 포함하여 시술과 치료는 그 경중을 가리지 않고 환자분의 적극적인 재활과 관리가 필요합니다. 그것은 단지 브리즈망 시술만의 문제는 아니에요. 브리즈망 시술은 문제가 된 관절낭을 인위적으로 늘려 놓는 시술이기 때문에 자연스럽게 우리 몸은 다시 이전으로 되돌아가려는 성질이 있습니다. 그래서 지속적인 치료와 관리를 통해 늘어난 관절낭의 상태를 계속 유지하는 게 무엇보다 중요합니다. 이를 위해 환자분에게 집에서도 따라하실 수 있는 스트레칭 운동 책자를 드리고, 교육도 제공하고 있습니다. 특히 스트레칭 운동은 아플 때까지 밀어붙이는 것이 중요한데요. 그렇게 해야 늘어난 관절낭을 잘 유지할 수 있습니다.

브리즈망 시술은 의사가 중요하다던데요?

맞습니다. 브리즈망 시술은 의사가 직접 환자분의 뭉친 어깨를 잡고 뻣뻣해진 관절낭을 물리적으로 풀어주는 시술이기 때문에 그 어떤 수술과 시술보다 의사의 노하우와 경험이 절대적으로 중요합니다. 양쪽 어깨에 오십견이 와서 고생하시던 50대 남성 환자분이 기억납니다. 한쪽만 생겨도 너무 고통스러운 병인데 양쪽에 오십견이 와서 너무 힘들어하셨죠. 그래서 입원 당일 한쪽 어깨를 시술하고, 다음날 반대쪽에 브리즈망 시술을 해드렸습니다. 그리고 며칠 뒤 외래에서 다시 봤는데, 어깨가 좋아졌다며 너무 좋아하시더라구요. 저는 각양각색 남녀노소의 환자분을 많이 경험했기 때문에 케이스-바이-케이스로 편안하고 안전한 시술이 가능하답니다.

오십견 때문에 고통을 받지 않았다면 그것이 얼마나 힘든 것인지를 상상하기가 어렵습니다. 흔히 오십견을 운동으로 극복했다고, 그거 별거 아니라고 말씀하시는 분들이 주변에 계신데요. 사실 그분들은 오십견이 아닐 가능성도 있어요. 오십견은 운동으로 극복되기 힘듭니다. 시간이 흐른다고 저절로 좋아지는 병이 절대 아니고요. 하루라도 빨리 브리즈망 시술을 받으셔야 해요. 오십견 환자분은 밤에 통증이 엄청나고, 일상생활이 불편해서 스트레스를 굉장히 많이 받습니다. 저는 시간을 지체하고 결정을 미루면서 환자분이 쓸데없이 고통받을 필요가 전혀 없다고 생각해요. 브리즈망 시술을 적극적으로 알아보시고 되도록 빨리 치료하셔서 건강한 어깨로 다시 태어나시기를 바랍니다.

31
이런 분에게 꼭 필요한
브리즈망

    오십견은 흔히 '나이가 들면 겪는 병'으로 치부되지만, 그 고통은 한 사람의 삶과 생계를 통째로 멈춰 세울 수 있는 잔혹한 질환입니다. 특히 어깨의 운동 범위가 심각하게 제한된 동결기에 접어들었을 때, 브리즈망 시술은 더 이상 고려할 수 있는 선택지 중 하나가 아니라 거의 유일한 대안이 되기도 합니다. 브리즈망은 몸에 칼을 대는 걸 무서워하는 분들에게 게임체인저가 되어주니까요. 이번 장에서는 브리즈망 시술이 가장 필요한 경우를 한 환자분의 케이스로 설명드리고자 합니다.

오늘부터 어깨통증과 이별합니다

참을 필요 없어요

은근히 많은 환자분이 시간이 통증을 해결해준다는 말을 하십니다. "참으면 낫는다.", "시간이 약이다.", "모든 건 다 지나가기 마련이다." 이와 같은 말들로 통증을 덮으려고 하죠. 참 안타까운 건 근거 없는 위로는 병을 더 키울 수 있다는 겁니다. 오십견은 시간이 해결한다는 미신에 기대어 1~2년 동안 어깨가 자연적으로 풀리기를 기다리는 분들도 많습니다. 이런 경우에 관절낭 유착이 더욱 단단해져 영구적인 운동 제한을 겪는 환자분도 많습니다. 게다가 참는 게 미덕인 사회 분위기도 한몫했습니다. 브리즈망 시술은 이런 분들이 고를 수 있는 최적의 선택지랍니다. 게임체인저가 바로 옆에 있는데 쓸데없이 고통을 참고 견딜 필요가 없습니다.

50대 목수 박재현 씨(가명)는 직업의 특성상 1년 365일 하루 종일 망치며 톱이며 각종 목공 기기를 다루어야 했습니다. 그러다 보니 어깨가 자주 뭉치고 근육이 뻐근해지는 경험을 종종 하게 되었죠. 젊었을 때는 하루만 지나도 금세 근육이 풀어지고 다시 힘을 쓰는 데 별 어려움이 없었는데, 한 살 두 살 나이를 먹으면서 회복력이 예전만 못하다는 느낌을 받았습니다. 그러다 언제부턴가 작업 중에 어깨 위로 팔을 올리는 게 힘들어졌다고 합니다. "아래에서 누군가 제 팔을 잡아당기는 것 같은 느낌이 들더라고요. 전보다 팔이 묵직하게 느껴졌고, 작업 현장에서 망치며 에어건이며 자주 놓쳐서 아찔한 순간도 여러 번 경험했습니다."

박재현 씨는 처음에 물리치료와 주사치료를 병행하며 버텼습니

다. 통증도 통증이지만 무엇보다 정해진 공기 내에 작업을 마쳐야
한다는 압박감에 도저히 병원 갈 시간을 낼 수 없었다고 하죠. 그러
나 고통 속에서 억지로 팔을 움직이는 재활을 하였음에도 오히려
어깨 근육이 경직되고 염증이 점점 악화가 되었습니다. 문제는 이
상태로 6개월을 보냈다는 겁니다. 일을 완전히 멈출 수 없었던 그
는 왼쪽 어깨와 허리를 무리하게 사용했고, 결국 2차적인 디스크와
통증까지 겪게 되면서 문제의 심각성을 인지하게 되었습니다. 이
시점에서 그에게 남은 선택지는 무엇일까요?

브리즈망이 필수인 결정적 이유

브리즈망 시술이었습니다. 오십견 동결기의 핵심 문제는 통증이
아니라 유착에 있습니다. 유착은 시간이 지날수록 더욱 섬유화되어
딱딱해집니다. 심하게 굳어버린 관절낭은 일반적인 물리치료나 주
사만으로는 해소되지 않죠. 브리즈망 시술은 유착을 해결하고 단 한
번의 시술로 갇혀버린 운동 범위를 획기적으로 회복하는 유일한 방
법입니다. 오십견 환자가 가장 힘들어하는 것은 통증 때문에 재활운
동을 할 수 없다는 것입니다. 브리즈망 시술은 국소마취 후에 강제로
유착을 박리하여 통증 없이 새로운 운동 범위를 확보하는 방식이기
때문에 시술 직후부터 통증 걱정 없이 재활을 시작할 수 있게 됩니
다. 박재현 씨는 이러한 내용을 듣고 그날 바로 시술을 받기로 결심
했습니다.

박재현 씨처럼 생계가 걸린 환자에게 1년의 기다림은 더 큰 위

기로 다가올 수밖에 없겠죠. 브리즈망 시술은 수개월에 걸쳐 고통스럽게 시도해야 했던 재활 과정을 몇 주로 단축시켜 환자분이 직업을 유지하면서 삶의 주도권을 되찾을 수 있도록 돕는 가장 현실적인 해결책을 제시합니다. 심각한 유착성 관절낭염으로 인해 일상생활과 직업 활동에 심각한 제한을 받는 환자에게 브리즈망 시술은 그저 '하면 좋은' 선택이 아닙니다. 이는 통증과 장애의 만성화로부터 환자분을 구출하고, 단축된 시간 내에 삶을 회복시키는 필수적인 의학 조치입니다. 고통의 늪에 빠진 환자분에게는 이 시술이야말로 어깨에 갇힌 시간을 깨뜨리고 다시 자유를 향해 나아갈 수 있는 강력한 선언이자, 가장 현실적이고 필수적인 희망입니다.

32

브리즈망,
치료 과정과 효과

"어깨가 얼었습니다." 의학적으로 '유착성 관절낭염'이라 불리는 오십견은 그 이름처럼 어깨의 관절낭이 염증으로 굳어 팔과 어깨의 움직임을 제한하는 대표적인 질환입니다. 통증과 운동 제한이 서서히 진행되어 옷을 입거나 팔을 들어 올리는 간단한 동작조차 고통스럽게 만듭니다. 이때 환자는 단순한 신체적 불편을 넘어 일상의 자율성을 잃는 심리적 위축을 경험하게 됩니다. 이런 절망 속에서 브리즈망 시술은 마치 쇄빙선이 두터운 유빙을 파쇄하듯 얼어붙은 어깨를 깨는 물리적 해빙을 감행하는 치료법입니다. 이번 장에서는 구체적으로 브리즈망 시술의 과정과 효과, 주의할 점을 설명드리고자 합니다.

브리즈망 시술의 과정

어깨 통증은 중년 이후 가장 흔한 근골격계 질환 중 하나로 회전근개 손상, 석회성건염, 유착성 관절낭염(오십견) 등 다양한 원인에 의해 발생합니다. 과거에는 수술적 치료가 주된 방법이었지만, 최근에는 '브리즈망 시술'이 주목받고 있습니다. '브리즈망(Brisement)'이란 프랑스어로 '찢는다'라는 뜻으로 관절경이나 환부 절개 없이 어깨 관절의 유착을 풀고 정상적인 운동 범위를 회복시키는 치료법입니다. 여기서 '찢는다'는 건 외과적 절개가 아니라 유착된 관절낭을 물리적으로 유연하게 만드는 비수술적 치료를 의미하죠.

시술 전 초음파 또는 MRI 검사를 통해 어깨 관절의 유착 정도를 평가한 뒤, 통증 부위와 운동 제한 범위를 확인하고 환자분을 누운 자세로 초음파 유도 하에 국소마취를 시행합니다. 국소마취가 진행되어 어깨 감각을 잃는 것을 확인한 이후, 관절낭의 아래쪽, 앞쪽, 뒤쪽을 부드럽게 이완시키면 굳은 관절낭이 늘어나며 유착이 풀리게 됩니다. 시술 후 다음 날 바로 어깨를 들어 올릴 수 있을 만큼 운동 범위가 개선되는 경우도 많습니다. 마법과도 같은 일이 벌어지면서 오랫동안 들리지 않던 어깨가 구동하며, 환자분이 많이 놀라기도 합니다.

시술 후 치료 및 재활 과정

시술 후 국소마취가 풀리면 어깨는 일시적으로 뻐근하게 느껴질 수 있습니다. 환자분에 따라 불편감을 호소할 수 있으나 대부분은 약간 뻐근한 정도의 감각을 느끼죠. 시술 후 재유착을 막기 위해 본격적인 물리치료와 재활운동을 시작합니다. 이때 다음과 같은 물리치료와 체외충격파치료, 도수치료가 병행됩니다. 이 시기에는 의사의 지시에 따라 '통증이 있을 때까지 최대치의 범위에서 반복적 스트레칭 운동'이 중요합니다.

온열치료	근육 이완과 혈류 개선을 통해 회복을 촉진한다.
전기자극치료	통증 완화와 근육 활성화에 도움을 준다.
도수치료	물리치료사가 직접 관절을 가동하여 운동 범위를 단계적으로 넓혀준다.
체외충격파치료	혈관 생성을 통해 염증을 제거하고, 손상된 조직의 빠른 재생을 도와준다.

관절의 가동성이 회복되면 근력 강화와 자세 교정에 초점을 맞춘 물리치료가 이어집니다. 보통 브리즈망 시술 이후 3개월까지 밴드 운동이나 막대 스트레칭 등을 이용하여 회전근개 및 어깨 주변 근육의 안정성을 높입니다. 이때 중요한 것은 자세 교정입니다. 제가 누누이 강조하는 것처럼 자세와 신체 밸런스는 어깨 통증에 막대한 영향력을 미칩니다. 이 기간 자세 교육을 통해 환자분의 어깨가 다시 굳지 않도록 예방하는 데 초점을 맞춥니다.

브리즈망 시술의 가장 큰 장점은 절개 없이 빠른 회복과 낮은 재유착률을 기대할 수 있다는 점이죠. 대부분의 환자는 시술 후 수일

오늘부터 어깨통증과 이별합니다

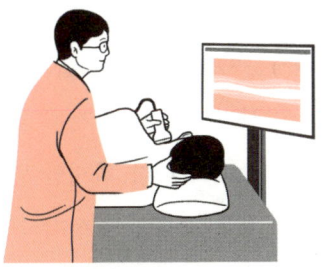

1. 초음파를 보면서
   목에 국소마취를 한다.

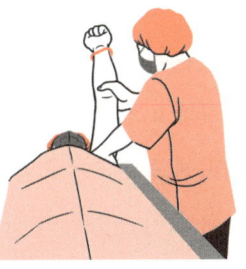

2. 전방 굴곡 가동범위 늘이기

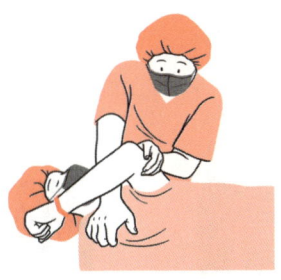

3. 수평 내전 가동범위 늘이기

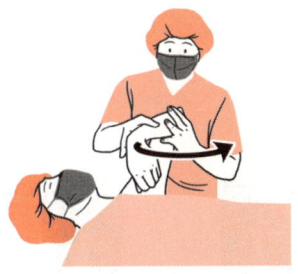

4. 내회전 가동범위 늘이기

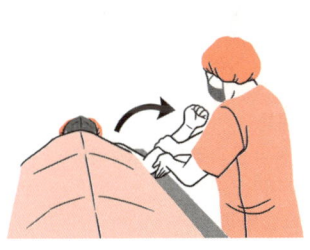

5. 외회전 가동범위 늘이기

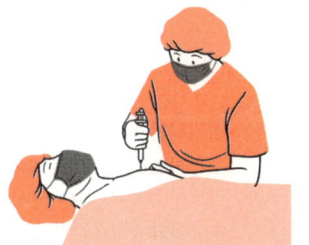

6. 염증과 통증을 줄이는 주사를
   어깨 관절 안에 놓는다.

브리즈망 시술 과정

내에 통증 감소와 운동 범위 개선을 경험합니다. 제가 성누가병원을 거쳐간 환자분을 대상으로 브리즈망 시술 이후 통증과 예후를 추적 조사했는데요. 98퍼센트의 환자분이 브리즈망 시술에 큰 만족감을 나타냈고, 92퍼센트는 통증이 사라지고, 관절 가동 범위가 정상에 90퍼센트 수준으로 돌아갔다고 보고합니다. 하지만 꾸준한 재활과 관리 없이는 유착이 다시 생길 수 있기 때문에 정기적인 관리가 필수랍니다.

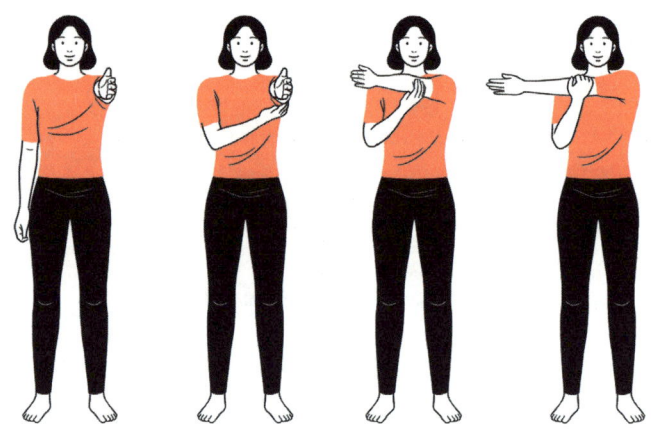

관리 | • 정기적인 스트레칭 및 어깨 회전 운동
| • 무거운 물건 들기, 갑작스러운 팔 동작 등 과부하 동작의 회피
| • 장시간 컴퓨터 사용 시 1시간마다 어깨 스트레칭
| • 주 2~3회의 꾸준한 운동 및 온열요법 병행

브리즈망 시술은 어깨의 기능을 되살리는 데 매우 효과적이지만, 시술 자체보다 더 중요한 것은 이후의 '관리와 재활'입니다. 유착을 풀어주는 것은 단지 시작일 뿐, 꾸준한 재활을 통해 근육과 관절의 조화를 회복할 때 비로소 완전한 치료가 이루어집니다. 의학

적 기술이 아무리 발전하더라도, 최종적인 회복은 환자 스스로의 노력과 습관에서 비롯된다는 점에서 브리즈망 시술은 '의학과 자기 관리의 협력'이 만들어내는 회복의 예술이라 할 수 있습니다.

33
물리치료, 온열, 냉찜질, 전기자극

60대 초반의 한 여성 환자분은 진료실에서 저에게 이렇게 말했던 적이 있습니다. "통증도 통증이지만, 아무리 힘을 줘도 팔이 안 올라가요. 내 어깨가 내 것이 아닌 것 같아요. 정말 어떨 때는 어깨를 잘라버리고 싶다니까요." 이 말이 지금까지 제 머릿속에 내내 남아 있습니다. 이는 오십견 환자들이 공통적으로 느끼는 무력감을 잘 표현하는 말인 것 같습니다. 어깨 질환은 환자분에게 단순한 통증이 아니라 '움직임의 상실'로 다가옵니다. 그래서 치료의 목표는 단순히 통증을 없애는 것이 아니라 '움직일 수 있는 몸'을 되찾아 주는 것입니다. 그 길 위에서 우리는 '물리치료(Physical Therapy)'를 만나게 됩니다.

오늘부터 어깨통증과 이별합니다

물리치료는 외부의 물리적 에너지를 이용해 통증을 줄이고 조직의 치유를 촉진하는 모든 치료를 총칭합니다. 여기에는 단순한 완력에서부터 전기, 전자파, 저주파, 고주파, 충격파, 냉온 찜질팩에 이르기까지 물리적, 기계적 자극을 통해 어깨 통증을 완화하고 근육과 관절을 풀어주는 모든 치료 활동이 포함됩니다. 특히 브리즈망 시술을 받은 뒤에 물리치료가 병행되면 환자분에게 훨씬 좋은 예후를 안겨줍니다. 물리치료는 의사보다는 병원에 상주하는 전문 물리치료사에 의해 진행되고요. 물리치료사는 의사의 진단에 따라 환자의 상태를 정밀하게 평가하고, 통증의 원인과 기능 저하의 정도에 맞는 맞춤형 치료 계획을 수립하고 실행하게 됩니다. 이번 장에서는 어깨 치료에 쓰이는 몇몇 물리치료를 설명하도록 하겠습니다.

온열치료

제일 처음에는 열을 가지고 치료하는 방법입니다. '온열치료(Thermotherapy)'는 열을 이용해서 굳은 관절낭을 녹이는 치료인데요. 적외선이나 핫팩, 초음파열 등을 이용해 어깨 주변의 근육과 관절낭을 심부까지 따뜻하게 가열해서 어깨 주변을 흐르는 혈관을 확장해 혈류를 증가시키고, 이로써 산소와 영양분이 염증 조직으로 전달되게 하여 몸이 스스로 문제를 해결하도록 돕는 방식입니다. 온열이 스며드는 동안, 환자분은 "따뜻한 기운이 어깨 속까지 스며들어요. 그동안 차갑고 돌덩이 같던 어깨가 서서히 풀리는 느낌이에요."라는 말씀을 종종 하십니다. 특히 온열요법은 운동치료 전에 몸을 여는 준비 단계로서 효과적입니다. 근육과 인대가 유연해진 상태에서 스트레칭을 시행하면 통증 없이 운동 범위를 확장할 수 있기 때문이죠.

냉찜질치료

'냉찜질치료(Cryotherapy)'는 차가운 냉기를 이용해서 어깨 관절의 염증을 식히는 치료입니다. 통증이 심하고 열감이 있는 오십견은 당장 핫팩보다는 냉찜질을 통해 근육 내 열을 식혀줍니다. 냉찜질 치료에는 얼음팩이나 냉각 공기(cryospray)가 쓰이는데요. 혈관이 수축되고 염증 반응이 진정되며, 신경 전도 속도가 느려져 통증 신호가 차단되는 원리를 이용합니다. 냉찜질은 야간통 완화에 효과를 지니는 것으로 알려져 있습니다. 밤마다 어깨가 쑤셔 잠을 설치던 70대 남성 환자분은 "잠자기 전 15분 얼음찜질을 했더니 그날 처음으로 새벽까지 잠을 잤습니다."라고 말씀하실 정도입니다. 냉찜질과 온열치료는 서로 대립하거나 충돌하는 것이 아니라 오십견의 단계와 증상에 따라 얼마든지 번갈아 쓸 수 있는 물리치료법입니다.

전기자극치료

'전기자극치료(Electrical Stimulation Therapy)'는 어깨에 전류를 흘려보내서 통증을 잊게 하는 치료법입니다. 전기자극치료는 저주파

오늘부터 어깨통증과 이별합니다

(TENS), 중주파(Interferential), 고주파(HV) 등을 이용해 어깨의 피부와 근육에 미세한 전류를 흐르게 해서 신경의 통증 신호 전달을 일시적으로 차단하고, 엔도르핀(자연 진통 물질) 분비를 유도합니다. 즉 통증을 억누르는 것이 아니라 통증 신호 자체를 차단하는 치료입니다. 환자분은 전기자극치료를 받을 때 살짝 따끔함을 느낄 수 있습니다. 전기자극치료는 단순히 통증 억제뿐 아니라 근육의 미세 수축을 유도해 혈류 개선과 근력 유지에도 도움을 주는 것으로 알려져 있습니다.

이밖에 수동 및 능동 물리치료가 있는데요. 이 부분은 바로 뒤에 도수치료에서 자세히 다루도록 하겠습니다. 오십견 치료에서 물리치료는 통증을 조절하고, 굳어버린 어깨 관절의 운동 범위를 회복하며, 관절의 기능을 재활하는 데 도움을 줄 수 있습니다. 브리즈망 시술 이후에 적절한 물리치료가 들어가면 환자분이 재활하는 데 훨씬 유리합니다. 오십견은 진행 단계에 따라 치료 목표와 방법이 달라지기 때문에 물리치료 역시 그 단계에 맞춰 진행됩니다. 오십견은 회복에 최소 6개월 이상 걸리는 질환입니다. 물리치료는 꾸준한 자가 운동과 병원 치료의 병행이 필수적이며, 환자의 인내와 노력이 치료 성공의 핵심 요소입니다.

34
만져서 낫게 하는 도수치료

어깨는 인체에서 가장 자유롭고 복잡한 관절이지만, 그 자유도와 복잡성 때문에 내외부의 손상에 취약할 수밖에 없는 구조적 한계를 지니고 있습니다. 특히 오십견과 어깨충돌증후군 같은 질환은 극심한 통증과 함께 삶의 질을 급격히 저하시키죠. 이러한 어깨 질환의 치료에서 약물이나 수술 없이 통증의 근본 원인을 해소하는 비침습적 방법으로 '도수치료(Manual Therapy)'가 오래전부터 주목받아 왔어요. 도수치료는 치료사의 숙련된 손을 통해 신체의 해부학적 구조와 기능을 재정렬하는 예술이자 과학입니다. 환자분 중에는 물리치료와 도수치료를 혼동하는 분들이 계십니다. 물리치료와 도수치료는 모두 통증 완화와 기능 회복을 목표로 하는 재활치료지만, 접근 방식과 적용 범위에서 명확한 차이점이 있는 별개의 분야입니다.

물리치료와의 차이

앞서 언급한 것처럼, 물리치료는 '물리적인(physical)' 힘을 가해서 환자분의 신체적 능력과 건강을 증진하는 데 목적을 두고 있습니다. 여기서 '물리적인' 힘은 신체에 가하는 열(heat)과 힘(power), 전기(electricity)와 파장(wave) 등 다양한 형태가 포함됩니다. 여기에는 핫팩과 냉각팩, 전기, 간섭파, 저주파, 고주파, 초음파, 광선, 레이저, 충격파 등 다양한 물리력이 동원되죠. 반면 도수치료는 오로지 '손을 써서(manual)' 이 과정을 해낸다는 측면이 훨씬 강합니다.

물리치료	물리적 에너지(열, 전기, 초음파, 기계적 힘 등)를 이용해 신체의 통증 완화와 각 부위의 기능 회복을 돕는 치료
도수치료	치료사의 손을 이용하여 근육, 관절, 신경을 직접 조작하여 통증 완화와 근육 및 관절의 정렬을 돕는 치료

이를 어깨 치료에 한정해서 본다면, 물리치료가 '어깨를 따뜻하게 데우는' 역할이라면, 도수치료는 '그 따뜻해진 어깨를 실제로 손으로 풀어주는' 역할을 한다고 보시면 됩니다. 두 치료는 방식은 차이가 있지만, 결국 신체가 스스로 회복할 수 있는 환경을 만들어주는 것이 본질이라고 할 수 있죠. 통증은 외부에서 '없애는' 것이 아

니라 몸이 안에서부터 다시 움직임을 기억하도록 돕는 과정에서 자연히 '사라지는' 것입니다.

도수치료 과정

도수치료는 특히 오십견과 같이 관절낭의 유착이 주된 문제일 때, 수술이나 브리즈망 시술 후 재활의 핵심이 됩니다. 치료사의 손을 통해 확보된 운동 범위를 환자 스스로의 힘으로 유지하고 강화할 수 있도록 유도하기 때문이죠. 도수치료는 단순한 기술이 아닌 환자의 신체를 섬세하게 읽어내고 그에 맞는 정교한 압력과 움직임을 적용하는 전문적인 개입입니다. 이 치료를 통해 많은 어깨 질환 환자들은 통증에서 벗어나 다시 자유롭고 활기찬 일상으로 돌아갈 수 있는 희망을 얻게 됩니다.

어깨 통증을 치료하기 위한 도수치료는 단순히 근육을 주무르는 마사지와는 다릅니다. 이는 근골격계 질환의 통증 유발 메커니즘을 이해하고, 관절 가동성 제한, 근육 불균형, 신경 압박과 같은 문제점을 직접적인 물리적 개입을 통해 해소하는 데 초점을 맞추고 있죠. 어깨 질환에 적용되는 도수치료 기법은 환자의 상태, 통증의 원인(관절 문제인지, 근육 문제인지)에 따라 맞춤형으로 적용됩니다. 이 중에서 '관절가동술(Joint Mobilization)'은 오십견처럼 관절낭이 수축하고 굳었을 때 핵심적으로 사용됩니다. 치료사가 손을 이용해 관절면에 낮은 속도로 리듬감 있는 움직임을 적용하여 굳어진 관절낭과 인대를 점진적으로 늘려 관절의 유연성 및 운동 범위를 회복시키죠.

반면 '연부조직이완술(Soft Tissue Mobilization)'은 어깨충돌증후군에서 흔한 회전근개 힘줄 주변의 염증이나 긴장된 근육, 유착된 근막을 해소하는 데 사용됩니다. 특정 근육 섬유를 따라 깊고 지속적인 압력, 마찰, 신장을 가하여 근육의 긴장을 풀고 혈액순환을 개선하며 통증유발점을 효과적으로 제거합니다. 이외에 '신경가동술(Neural Mobilization)'은 어깨 통증이 목이나 팔로 뻗어 나가는 신경 방사통을 동반할 때 유용합니다. 신경 주변의 유착을 풀어주고 신경이 팔의 움직임에 따라 부드럽게 미끄러지도록 돕는 동작을 유도하여 저림이나 통증을 완화합니다.

도수치료는 정해진 틀이 있는 게 아니라 물리치료사의 개인 역량에 따라 예후에 차이가 많이 나기 때문에 좋은 병원, 경험 많은 치료사를 찾는 게 무엇보다 중요합니다. 조용하고 정갈한 개인 룸을 갖추고 환자분이 치료사와 충분히 소통하고 통증과 증상 전반을 공유할 수 있는 시설을 갖춘 곳을 찾아보는 것도 병원을 선정하는 데 있어 실질적인 기준이 될 것 같아요.

35

꼭 써야 한다면,
약물과 주사

    세상에 주사 맞는 것을 좋아하는 사람은 없습니다. 간단한 혈액 검사를 위해 채혈하는 일이나 당뇨 체크를 위해 매일 손끝을 바늘로 찌르는 일도 사실 쉽지 않죠. 의사인 저도 그래요. 그만큼 약물과 주사는 모든 환자분에게 설득하고 양해를 구해야 하는 치료입니다. 이번 장에서는 오십견을 풀어주는 약물과 주사치료에 대해 간략히 설명을 드리고자 합니다.

약물치료

    오십견은 통증 완화와 염증 감소, 관절 운동 회복을 위해 브리즈망 시술과 함께 다양한 약물치료가 병행됩니다. 여기서는 그중에서 경구약(먹는 약)을 구체적으로 정리해 드릴게요.

약물 분류	비스테로이드성 소염진통제(NSAIDs)	진통제 (비마약성)	근이완제 (Muscle relaxant)
예시	이부프로펜(ibuprofen), 나프록센(naproxen), 멜록시캄(meloxicam), 세레콕시브(celecoxib)	아세트아미노펜 (acetaminophen, 타이레놀)	에페리손(eperisone), 톨페리손(tolperisone), 티자니딘(tizanidine)
작용 기전	염증 억제, 통증 완화	통증 중추 억제	근육 긴장 완화, 신경 반사 억제
특징	가장 기본적 약물, 통증 과 염증 감소에 탁월. 위 장장애 주의	위 부담이 적지만 항염 효과는 없음	어깨 근육의 긴장과 경직을 줄여 운동성 개선

신경차단술

'신경차단술(Nerve Block Injection)'은 말 그대로 통증 신호가 전달되는 신경의 흐름을 일시적으로 차단하는 치료법이에요. 주로 만성 통증이나 급성 통증을 완화하는 데 사용됩니다. 우리 몸의 통증은 손상 부위에서 신경을 따라 척수로 이동하고 이어 통증 신호가 뇌로 전달돼요. 신경차단술은 그 경로 중간에 약물을 주입해 통증 신호가 뇌로 전달되는 걸 인위적으로 차단, 즉 '끊는' 것입니다. 신경 주변에 국소마취제나 스테로이드를 주입해 일시적으로 통증 신호를 차단하죠. 이 시술은 특히 통증이 심해 재활운동조차 시작하기 어려운 환자분의 통증을 신속하게 줄여서 재활의 문을 열어주는 역할을 합니다. 통증의 악순환 고리를 끊어냄으로써 어깨 주변 근육의 불필요한 긴장을 이완시키는 효과도 가져오죠.

근육신경주사

'근육신경주사(Muscle Nerve Injection)'는 근육이나 근막, 또는 근육을 지배하는 신경 부위에 직접 주사하여 통증과 근긴장을 완화하는 주사치료입니다. 특히 만성적인 근막통증증후군이나 오십견에 자주 사용됩니다. 우리 몸은 근육을 과도하게 사용하면, 근섬유 내 혈류가 줄고 젖산이 쌓이면서 '통증유발점'을 만듭니다. 이 부위를 국소마취제나 생리식염수를 주사하여 근육의 비정상적인 수축을 해소하는 것이 핵심이에요. 신경차단술이 통증 신호를 '차단'하는 데 초점이 있다면, 근육신경주사는 '통증의 원천'인 근육을 직접 풀어주는 치료라고 보면 됩니다.

특히 저는 장시간 스마트폰 사용이나 잘못된 자세(거북목, 라운드숄더)로 인해 과부하를 받은 승모근, 견갑거근 등의 근육을 풀어줄 때 빈번하게 사용하는 주사치료입니다. 경직된 근섬유를 이완하고 혈액순환을 개선함으로써 어깨의 움직임을 방해하는 근육성 통증을 줄여 자세 교정을 위한 준비 단계로 활용될 수 있어서 현장에서 매우 요긴하게 활용됩니다.

인대증식주사

앞선 두 가지 주사가 주로 통증 완화와 유착 해소에 중점을 둔다면, '인대증식주사(Prolotherapy)'는 어깨 주변의 약해진 조직을 강화하는 근본적인 치료를 목표로 합니다. 삼투압이 높은 포도당 용액을 인대나 힘줄의 손상 부위에 주입하여 국소적인 염증 반응을 유도하는데요. 이 염증 반응은 인체 스스로 해당 부위에 섬유아세포를 보내 콜라겐을 생성하게 함으로써 약화된 인대와 힘줄을 두껍고 튼튼하게 만들어줍니다. 인대증식주사는 어깨 관절의 불안정성을 개선하고 재발을 방지하는 장기적인 효과를 기대할 수 있어 만성적인 어깨 통증 환자에게 유용하게 활용됩니다.

이러한 주사요법들은 단독으로 사용되기보다는 환자분의 증상과 원인에 맞춰 복합적으로 사용해야 합니다. 중요한 것은 주사치료가 재활운동과 자세 교정을 위한 발판이라는 점을 인지하고, 궁극적으로는 통증의 근원인 잘못된 자세 습관을 개선해야만 통증 없는 건강한 어깨를 유지할 수 있다는 점입니다. 여러분의 건승을 빕니다.

36
체외충격파치료의
효과

60대 김군자 씨(가명)의 일상은 2년 전 오십견이 찾아오면서 멈춰 섰습니다. 환자분은 평생 가족을 위해 살았던 헌신적인 주부였습니다. 남편의 뒷바라지와 두 자녀의 밥상, 가족들의 빨래와 집청소, 주말에는 교회 봉사까지 그녀의 손길이 닿는 곳에는 언제나 정리 정돈과 질서가 있었죠. 그러던 2년 전 어느 날, 예고도 없이 닥친 어깨 통증이 평온했던 그녀의 일상을 사정없이 뒤흔들었습니다. "세탁조에서 빨래를 건져 올리려고 손을 뻗었는데 갑자기 어깨가 찢어지는 듯 아팠어요." 그날 이후로는 오른쪽 팔은 어깨 위로 올라가지 않았다고 합니다.

이후 시간이 지나면서 상황은 점점 나빠졌습니다. 밤에는 야간

오늘부터 어깨통증과 이별합니다

통으로 늘 수면 부족에 시달렸고, 옷을 입거나 머리를 감는 일조차 혼자서 하기 힘들어졌다고 합니다. 그러다 결국 가까운 동네 병원을 찾았고 병원에서는 오십견 진단을 내렸습니다. 병원에 다니면서도 그녀의 어깨는 나아질 기미가 보이지 않았다고 합니다. 소염제와 물리치료를 수개월 받았지만, 효과는 그때뿐이고 통증은 거의 줄지 않았다고 하죠. "이건 수술밖에 답이 없습니다."라는 의사 선생님의 말씀을 듣는 순간, 군자 씨는 수술과 관련해서 안 좋은 기억이 떠올랐습니다. 그녀는 40대 때 자궁 적출 수술을 받았는데, 그때 마취 쇼크로 죽을 뻔했던 적이 있어서 무슨 일이 있어도 수술은 절대 받고 싶지 않았습니다.

수술은 언제나 두려웠고, 또 회복 기간에 가족을 돌볼 수 없다는 생각이 그녀를 더욱 위축시켰던 것 같습니다. 그렇게 6개월을 망설이다가 지인의 소개로 성누가병원에 오시게 되었죠. 진료실에서 김군자 씨를 처음 봤을 때를 저는 지금도 생생히 기억합니다. 위아래를 베이지색 원피스를 입고 겉에 체크무늬 카디건을 걸치신 모습이 마치 수줍은 소녀처럼 화사하게 보였기 때문입니다. 그녀는 자리에 앉자마자 저의 손을 붙잡고는 흐느끼며 하소연부터 하기 시작했죠. "원장 선생님, 수술만 안 받게 해주세요. 수술만 아니면 시키는 거 뭐든 다 하겠습니다."

체외충격파치료의 장점

일단 환자분을 진정시키고 상황을 정확히 보기 위해 진찰을 시작했습니다. 초음파 검사와 엑스레이 검사를 통해 내린 제 소견은 수술 없이 충분히 고칠 수 있는 수준의 오십견이라는 판단이었죠. "수술 없이도 가능할 거 같아요. 몸에 칼을 대지 않아도 좋아질 수 있어요." 제 말에 군자 씨는 눈이 휘둥그레졌죠. "정말인가요? 정말이죠? 제가 잘못 들은 게 아닌 거죠?" 듣고도 도저히 믿기지 않는다는 듯 여러 번 저에게 말이 맞는지 물었던 것 같습니다. "네, 일단 체외충격파치료부터 먼저 시도해 보시고요. 별다른 차도가 없으면 그다음 브리즈망 시술로 넘어가시죠." 그렇게 김군자 씨의 치료가 시작되었습니다.

오십견은 마치 어깨가 얼어붙은 듯 움직이지 않는 질병입니다. 어깨 관절을 감싸는 관절낭이 염증과 섬유화로 두꺼워지고 수축하면서 통증과 운동 제한을 유발하는 거죠. 굳은 관절낭을 풀어주고 원활한 어깨 동작을 가능하게 하려면, 관절경을 활용한 수술이나 브리즈망 시술을 생각해 볼 수 있습니다. 하지만 김군자 씨처럼 환자분이 최소한의 절개도 없는 비침습적 방법을 찾는다면, 체외충격파치료도 옵션으로 고려해 볼 수 있습니다. 체외충격파치료는 원래 신장결석을 깨는 기술에서 발전했는데요. 고에너지의 음향 충격파를 어깨에 쏴서 조직 내에서 미세한 기계적 자극과 생물학적 반응을 일으켜 혈류를 증가시키고 조직 내 대사를 활성화하여 굳은 어깨 근육을 풀어주고 통증을 억제해 줍니다.

오늘부터 어깨통증과 이별합니다

구분	체외충격파치료	브리즈망 시술	관절경 수술
침습 정도	비침습적 접근	반침습적 접근	침습적 접근
마취 여부	마취 불필요	국소마취 필요	전신마취 필요
통증 수준	치료 시 통증 있음	시술 후 통증 있음	수술 후 통증 있음
회복 속도	서서히(3-6개월)	빠름(즉시 ROM 개선)	빠름(즉시 ROM 개선)
부작용	없음	없음	가능성 있음
치료 기간	주 2회	1회 시술 + 재활	1회 수술 + 재활
적용 대상	초기-중기 오십견	중기-말기 오십견	중기-말기 오십견

조금씩 열리는 어깨

환자분은 치료대에 앉거나 누운 자세에서 어깨의 통증 부위(회전근개, 견봉하 점액낭, 관절낭 주위)에 충격파 시술을 받습니다. 치료는 보통 주 2회 정도 시행되며, 한 번의 세션은 10~15분 내외로 마쳐집니다. 충격파의 강도는 환자의 통증 민감도와 조직 상태에 따라 조절되는데요. 치료 직후 일시적인 근육통이나 둔한 통증이나 뻐근함이 있을 수 있으나, 대부분 1~2일 내 사라지고 통증이 점차 완화되니 크게 걱정하지 않으셔도 됩니다. 체외충격파치료의 가장 큰 장점은 비침습적이며, 부작용이 거의 없다는 점입니다. 특히 급성기 이후 유착이 진행된 환자분이나 브리즈망 시술이나 수술적 치료를 피하는 환자분에게 체외충격파치료는 비수술적 대안이 될 수 있습니다.

"그날 이후 어깨가 처음으로 조금씩 열리기 시작했어요. 마치 오래 닫혀 있던 창문이 삐걱삐걱 소리를 내며 열리는 것 같은 느낌이었죠." 김군자 씨가 체외충격파치료 후 놀랍게 팔을 머리 위로 들어 올릴 수 있었습니다. 몇 달 전 같으면 상상도 못 했던 동작이었죠. 소녀처럼 뛸 듯이 좋아하시는 모습을 보니 저도 큰 보람을 느꼈습니다. "이젠 머리도 감을 수 있고, 블라우스도 혼자 입을 수 있겠네요. 집에 가면 남편이 믿지 못할 거 같은데요?" 그렇게 김군자 씨는 일상으로 복귀할 수 있었습니다. 통증의 해방은 단지 어깨의 문제가 아니었습니다. 그녀는 예전처럼 다시 요리하고, 시장을 보고, 친구들과 다시 만나 교회 봉사도 나갈 수 있게 되었습니다. "어깨가 다시 열리니까 삶도 열리는 것 같아요."

37

자세만 바꿔도
어깨가 좋아한다?

20년 넘게 진료실에서 환자분들을 치료하면서 자신 있게 말할 수 있는 사실이 있습니다. 통증을 역추적하다 보면 어깨 질환의 80퍼센트가 바로 자세에서 왔다는 사실이죠. 어깨는 밸런스에 매우 민감하게 반응하는 신체 부위입니다. 당연히 자세만 바꿔도 어깨 통증을 상당히 줄일 수 있고, 재발도 막을 수 있습니다. 반대로 자세를 고치지 않으면, 나았던 부위도 재발할 수 있고 통증도 다시 돌아옵니다. 어깨 통증의 가장 흔한 유형인 회전근개증후군이나 어깨충돌증후군은 대부분 잘못된 자세와 직접적인 연관이 있다고 전문의들이 이구동성으로 말합니다. 어깨 통증을 근본적으로 해결하고 재발을 막으려면 자세부터 교정해야 합니다. 이번 장에서는 그 부분을 이야기해 보도록 하겠습니다.

자세, 보이지 않는 어깨 살인마

제가 여러분들에게 질문을 하나 할게요. 우리는 하루 중 평균 16시간을 깨어 있습니다. 그중 대부분을 어떤 자세로 보낼까요? 직군과 나이, 성별에 따라 다르겠지만, 우리나라 성인 평균치를 따진다면, 책상 앞에 앉아 있는 데 대략 8~10시간, 스마트폰을 보는 데 약 2~3시간, 운전하는 데 1~2시간, 티비 보는 데 1~2시간을 보낸다고 합니다. 여기서 공통점이 보이시나요? 네, 맞습니다. 모두 머리가 앞으로 나가고, 어깨가 앞으로 말리는 자세입니다. 이 자세는 속칭 보이지 않는 '어깨 살인마'로서 멀쩡한 목을 거북목으로 만드는 자세랍니다. 다시 거북목은 연쇄 도미노처럼 멀쩡한 어깨를 라운드 숄더(굽은 어깨)로 굳어지게 하죠.

자세가 어깨 건강에 미치는 위력은 여러분이 상상하는 것보다 훨씬 큽니다. 거북목 자세는 견갑골이 바깥으로 벌어지게 하고 가슴 근육(대흉근, 소흉근)은 짧아지게 만듭니다. 이뿐만 아닙니다. 거북목 자세로 등 근육(능형근, 중하부 승모근)은 늘어나고 회전근개는 비정상적인 각도로 움직이게 만들죠. 거북목 자세는 팔을 움직일 때 견봉하 공간을 더 좁게 만들어 어깨충돌증후군 및 회전근개 손상의 기전으로 작용할 수 있습니다. 이렇게 어깨가 회전하는 데 필요한 공간이 줄어들면 쓸데없이 회전근개 힘줄이 당겨지면서 주변 뼈에 쓸리거나 부딪히게 되죠. 비유하자면 지하 주차장에서 차를 돌려서 빼야 하는데 공간이 좁다면 주차장 벽을 이곳저곳 긁으면서 차량 범퍼가 찌그러지는 것과 같은 이치랍니다.

스마트폰, 줄여야 해요

내원하신 환자분들을 진료하다 보면, 최근 스마트폰 사용 시간이 길어지면서 현대인의 자세가 눈에 띄게 나빠진 것 같아요. 이와 관련하여 스마트폰과 어깨 통증 사이의 함수 관계가 여러 연구를 통해 속속 밝혀지고 있는데요. 한 연구팀의 보고에 따르면, 정상적인 자세(귀와 어깨가 수직선상)에서 머리 무게가 약 4.5~5.4kg이라고 가정했을 때, 고개를 15도 숙여서 스마트폰을 볼 때 약 12kg, 30도 숙이면 약 18kg, 60도 숙이면 무려 27kg에 달하는 무게가 목과 상부 흉추(등뼈)에 가해지는 것으로 나타났습니다. 이러한 과부하는 목과 어깨를 연결하는 승모근 및 견갑거근 등의 근육에 지속적인 긴장을 유발하여 만성적인 통증과 피로를 초래할 수 있답니다.

특히 스마트폰이 보급되면서 라운드 숄더(굽은 어깨)나 거북목이 빠르게 증가했다는 통계도 있고요. 스마트폰 사용이 어깨뼈(견갑골)의 움직임을 제한하고, 어깨 관절을 덮는 견봉 아래 공간을 좁게 만든다는 연구도 있습니다. 이러한 부적절한 자세는 어깨를 움직일 때마다 힘줄이 좁아진 뼈에 지속적으로 끼이는 마찰을 일으키게 되고 그 부위에 염증이 일어나거나 힘줄에 손상을 초래하기도 합니다. 이처럼 자세는 단순히 심미적인 문제가 아니라 어깨 관절의 생체 역학적 기능을 결정하는 핵심 요소라고 할 수 있어요. 이와 관련하여 평소 스마트폰 사용과 자세에 대한 자가진단표를 한 번 체크해 보시기 바랍니다.

번호	문항	예	아니오
1	스마트폰을 볼 때 고개를 앞으로 숙이고 턱을 빼는 경향이 있다.	☐	☐
2	컴퓨터 작업을 할 때 어깨가 앞으로 굽고 등이 둥글게 말린다.	☐	☐
3	의자에 앉을 때 습관적으로 다리를 꼬거나 한쪽으로 기대어 앉는다.	☐	☐
4	서 있을 때 무게 중심이 한쪽 발에 쏠리거나 턱을 앞으로 내미는 편이다.	☐	☐
5	장시간 앉아 있거나 서 있을 때 나도 모르게 어깨가 올라가거나 긴장한다.	☐	☐
6	팔짱을 끼거나 가방을 항상 한쪽 어깨에만 메는 습관이 있다.	☐	☐
7	팔을 위로 올릴 때 특정 각도(특히 60~120도 사이)에서 통증이 느껴진다.	☐	☐
8	어깨나 목 주변이 뻐근하고 자주 결리며 두통을 동반하기도 한다.	☐	☐
9	밤에 잠을 잘 때 통증이 심해져 아픈 쪽으로 돌아눕기 어렵다.	☐	☐
10	팔을 뒤로 젖히거나 등 뒤로 손을 올리는 동작이 어렵거나 통증이 있다.	☐	☐
11	어깨 관절에서 '뚝뚝' 소리가 나거나 움직일 때 걸리는 느낌이 든다.	☐	☐
12	통증이 팔이나 손까지 뻗쳐 저릿한 느낌이 든다.	☐	☐

1번에서 6번까지 항목에서 세 개 이상 '예'로 체크했다면, 평소 자세가 불량한 편이며 어깨 관절에 지속적으로 무리를 주고 있을 가능성이 높습니다. 7번에서 12번까지 항목에서 두 개 이상 '예'를 체크했다면, 이미 어깨 관절 내부의 힘줄이나 인대에 충돌이나 염

오늘부터 어깨통증과 이별합니다

증과 같은 문제가 발생했을 수 있습니다. 종합적으로 '예'를 체크한 항목이 많을수록 자세 불량이 어깨 통증을 유발하고 있을 위험이 높습니다. 따라서 자세 교정 운동과 습관 개선을 시작하면서 필요 시 전문가의 진단을 받아보시는 것을 권장합니다. 스마트폰이 실제로 여러분이 생각하는 것보다 어깨에 훨씬 안 좋을 수도 있어요.

"어깨를 두드리는 것과
엉덩이를 차는 것은
척추뼈 몇 개의 거리지만,
그 결과는 천지 차이다."

엘라 휠러 월콕스

5부

수술, 꼭 해야 한다면 이럴 때 하자

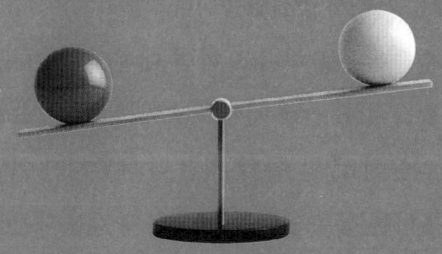

38

수술, 반드시 해야 한다면, 무엇을 어떻게 할까?

"몸에 칼 대는 거라서 망설였습니다."

환자에게 수술이 필요하다고 하면 대번 '드디어 올 게 왔구나.' 하는 표정을 짓습니다. 언제 어깨 수술이 필요할까요? 물리치료부터 주사치료, 약물치료, 할 수 있는 건 다 해봤지만 어쩔 수 없이 수술이 들어가야 하는 경우가 있습니다. 몸에 칼을 대는 것에 대한 부담이나 전신마취에 대한 불안감, 긴 회복 기간과 만만치 않은 비용, 일을 쉴 수 없는 상황 그리고 불확실한 결과에 대한 걱정으로 미뤄 왔던 수술이 불가피한 선택지가 되는 순간입니다.

사실 대부분은 비수술적 치료로도 오십견을 비롯한 다양한 어깨 질환을 고칠 수 있습니다. 그중에서 브리즈망은 오십견에 대한

오늘부터 어깨통증과 이별합니다

수술적 접근을 대체할 가장 획기적인 대안이기도 합니다. 저는 정형외과 전문의로서 수백 건의 시술을 통해 브리즈망이 현대 한국인의 어깨 구조와 체형, 의료적 상황에 비추어 대체 불가능한 '넘버원' 게임체인저라고 확신합니다.

수술이 필요한 경우

하지만 몇 가지 상황에서는 수술이 유일한 해결책인 건 부인할 수 없는 사실입니다. 회전근개 전층 파열이 가장 흔한 경우이죠. 부분 파열로 힘줄이 닳거나 해어진 경우라면 보존적 치료로 충분히 관리할 수 있지만, 완전히 끊어진 힘줄은 시간을 두고 본다고 해서 저절로 붙지 않습니다. 특히 전층 파열이거나, 여러 힘줄이 동시다발로 끊어진 경우, 아니면 부분 파열이지만 6개월 이상 치료에도 호전이 없는 경우에는 보통 수술적 접근으로 해결하자고 권고합니다. 파열된 힘줄을 방치하면 근육이 위축되고 지방으로 변성되어 나중에는 수술해도 회복이 어려울 수 있죠.

재발성 어깨 탈구도 수술이 거의 유일한 대안입니다. 어깨가 한 번 빠지면 관절을 잡아주는 구조물(관절와순, 인대)이 함께 손상될 수밖에 없습니다. 이후에는 작은 충격이라도 어깨가 쉽게 빠지는 악순환이 반복되죠. 임상 결과에 따르면, 20세 이하 환자분에게 처음 탈구가 생기면 재탈구율이 80퍼센트를 넘는다는 보고도 있습니다. 탈구가 반복되면 뼈와 연골 손상이 누적되어 조기 관절염으로 이어질 수 있으니 속히 수술을 받는 게 최선입니다. 이후에라도 재발을 막으려면 탈구로 인해 손상된 관절 구조물을 복원하는 수술이 필요합니다.

흔한 경우는 아니지만, 중증 오십견도 상황에 따라 일부 수술이 필요할 수 있습니다. 오십견은 대부분 시간을 두고 브리즈망 시술과 물리치료를 받고, 스트레칭을 꾸준히 하면 유착이 크게 호전됩니다만, 1~2년 이상 적극적인 치료를 받았음에도 나아지지 않고 일상생활이 불가능할 정도로 굳어버린 경우라면, 관절경으로 유착을 풀어주는 수술을 고려하는 게 필요할 수 있습니다. 이 경우라면, 독단적으로 수술을 결정하지 마시고 반드시 전문가의 상담을 받고 진행하시는 걸 추천합니다.

어깨충돌증후군이 심한 경우도 마찬가지입니다. 어깨의 견봉 부분이 갈고리처럼 구부러져 있거나, 뼈가 웃자라 골극(骨棘)이 힘줄을 계속 눌러 염증과 파열을 반복하는 상황이라면, 뼈를 깎아내는 감압술이 필요할 수 있습니다. 아니면 어깨 관절염이 말기까지 진행된 경우라면, 최후의 선택지로 관절을 인공관절로 바꾸는 수술이 있습니다. 연골이 완전히 닳아 없어지고 뼈와 뼈끼리 맞부딪혀서 극심한 통증과 함께 움직임에 제한이 있을 때가 최후의 보루로 수술을 선택해야 할 경우입니다. 의사들도 가능하면 수술을 피하려고 합니다. 하지만 때로는 수술만이 답인 순간이 있습니다.

오늘부터 어깨통증과 이별합니다

수술 이후가 중요합니다

"수술하면 아프죠?" 환자분에게 수술을 권해 드리면 양미간을 찌푸리며 잊지 않고 묻는 질문입니다. 솔직히 말하자면, 수술 자체는 전혀 아프지 않습니다. 수술 전 미리 신경차단 마취를 하기 때문이죠. 수술 중에는 완전히 의식이 없거나, 깨어 있어도 어깨 부분은 전혀 느낌이 없습니다. 최근 통증 관리 기술이 놀라울 정도로 발전해서 수술 전 신경차단 마취를 시행하면 수술 이후에도 만 하루 정도 통증 없이 회복할 시간을 얻을 수 있죠. 이 시기에 주기적으로 진통제를 맞으면, 대부분은 통증이 관리 가능한 수준까지 떨어집니다.

물론 수술 후 이틀 정도 수술 부위가 욱신거리고 아플 수 있습니다. 진통제와 함께 냉찜질을 성실하게 해주면 사나흘쯤부터 통증과 부기가 서서히 사라집니다. 관절경 수술을 받으면, 최소침습이기 때문에 통증도 획기적으로 줄일 수 있고 수술 이후 회복도 빠릅니다. 반면 개방수술이나 인공관절 치환술은 통증이 크고 회복도 오래 걸리는 편이죠. 하지만 어떤 수술이든 요즘은 통증 관리 프로토콜이 잘 갖춰져 있어서 그렇게 걱정하실 정도는 아닙니다. 어쩌면 통증 자체보다는 몸을 씻지 못하고 머리 감기나 화장실 가기가 훨씬 더 불편할 것입니다.

39
최소한의 절개를 통한 관절경 수술

불과 몇십 년 전만 해도 어깨 수술을 받는다는 것은 해당 부위를 절개하는 고통과 긴 회복 기간, 부담스러운 흉터까지 감수해야 하는 일이었습니다. 집도하는 의사는 환자의 피부를 크게 절개하고, 근육과 힘줄을 젖혀내야만 문제가 되는 부위를 확인할 수 있었죠. 하지만 관절경 수술의 등장은 이 모든 과정을 드라마틱하게 바꿔 놓았습니다.

'관절경 수술'은 말 그대로 작은 구멍을 통해 소형 카메라가 달린 수술 도구를 집어넣어 관절 내부를 진단하고 치료하는 첨단 수술 방법입니다. 흔히 '최소침습수술(minimal invasive surgery)'이라 불리는 방식인데요. 어깨 부위에 연필 굵기보다도 더 짧은 직경(1cm 미

오늘부터 어깨통증과 이별합니다

만)의 구멍만 서너 개 내면 되니까 과거에는 상상할 수 없었던 정밀한 수술이 가능해진 것이죠. 이는 단순히 기술의 진보가 아니라 환자 중심의 의료로 패러다임 전환이 일어난 셈입니다.

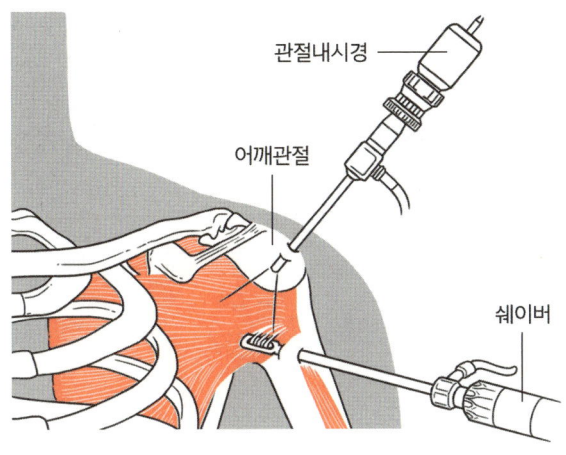

최소침습수술의 핵심은 피부 절개를 최소화한다는 데 있습니다. 이 기술은 단순히 흉터가 작다는 미용적 이점만을 뜻하지 않습니다. 건과 근육의 손상을 최대한 줄임으로써 수술 후 회복 속도가 빨라지고, 통증이 감소하며, 기타 감염의 위험도 낮아집니다. 입원 기간도 대폭 단축되어 경제적으로도 무시할 수 없는 이점이 있다고 봅니다. 수술 후 직장이나 일상으로 복귀하는 시점이 훨씬 빨라진다는 점은 관절경 수술이 갖는 매력적인 장점입니다. 의사의 관점에서 최소침습수술의 발전은 오늘날 의학이 어디로 나아가는지를 명확히 보여준다고 생각합니다. 질병은 치료하되 환자의 삶의 질을 최대한 보존하고 빠른 일싱으로의 복귀를 돕는 것이 현대 의학이 추구하는 가치가 아닐까 합니다.

　물론 모든 경우에 최소침습수술이 가능한 건 아닙니다. 병변의 위치나 범위, 환자의 상태에 따라 전통적인 개방수술이 더 적합할 수도 있겠죠. 또한 최소침습수술은 고도의 숙련도를 요구하므로 집도의의 경험도 중요한 고려 사항이 될 수 있습니다. 병원을 선택할 때는 관절경 수술 경험이 풍부하고 예후가 좋은 곳, 앞서 수술을 받은 환자들의 평가가 좋은 곳, 입원 시설과 진료실을 함께 갖춘 곳을 고려하는 게 좋습니다.

40

굳은 부분을 긁어내는
석회제거술

내원하신 환자분 중에 도대체 몸에 왜 '석회'가 쌓이는지 궁금해하시는 분들이 계십니다. 석회질은 자연스러운 노화의 과정 중에 만들어지거나 반복적으로 사용하는 관절 주변에 쌓입니다. 많이들 오해하시는 것처럼 평소 우유처럼 칼슘이 들어간 음식을 많이 먹거나 혈중 칼슘 수치가 높아서 생기는 건 아니랍니다. 상황이 이렇다 보니, 어깨 통증으로 내원하는 환자 중 상당수는 회전근개에 석회가 침착되어 발생하는 '석회성건염'을 앓고 계세요. 이는 30대에서 50대 사이의 중년층, 특히 여성 환자에게서 흔하게 발견되며, 극심한 통증으로 일상생활에 큰 지장을 초래한답니다.

앞서 언급한 것처럼 석회성건염은 보통 세 단계로 진행되는데요. 처음은 형성기로 힘줄 조직 내 섬유연골에 변성이 일어나 석회가 침착되는 단계입니다. 이 시기에는 증상이 없거나 있어도 경미한 수준이어서 석회화를 전혀 인지하지 못하는 환자분이 대부분입니다. 그다음은 휴지기로 힘줄 내에서 특별한 반응이 없는 단계입니다. 마지막은 흡수기로 새로 혈관이 만들어지면서 굳었던 석회가 용해되며 다시 극심한 통증이 발생하는 단계입니다. 이때에야 비로소 환자가 어깨에 쌓인 석회의 존재를 알게 되죠.

석회제거술의 목적

통증이 있다고 해서 무조건 수술부터 할 수 있는 건 아닙니다. 책임 있는 의사라면 석회제거술을 고려하기 전에 보존적 치료를 먼저 시도하겠죠. 일단 통증으로 고통을 호소하는 환자분을 배려하여 '비(非)스테로이드성 항염증제(NSAIDs)'로 통증과 염증을 조절합니다. 동시에 좁아진 어깨 관절의 운동 범위를 늘리는 물리치료를 시행합니다. 때에 따라서는 두텁게 쌓인 석회가 빠르게 흡수될 수 있도록 체외충격파치료를 겸할 수 있습니다.

반면 보존적 치료에 한계가 있거나 건염이 급성으로 진행되어 극심한 통증을 느끼실 때는 석회제거술을 진행할 수밖에 없습니다. 보통 6개월 이상 꾸준히 보존적 치료를 시행했음에도 통증이 지속되는 경우, 석회의 크기가 1.5cm 이상으로 크고 증상이 심한 경우, 통증이나 운동 범위 제한으로 일상생활이나 업무에 지장을 주는 경우에 의사는 환자분과 상의하여 수술 날짜를 잡게 됩니다.

석회제거술의 과정

관절경을 이용한 석회제거술은 환부를 완전히 개복하지 않고 최소침습 하에 쌓인 석회를 긁어낼 수 있기 때문에 정형외과에서 흔히 시행됩니다. 수술 방법은 간단합니다. 전신마취나 국소마취 하에 해당 부위에 2~3개의 작은 구멍(5mm 정도)을 내고 그 안으로 관절경과 수술 기구를 삽입합니다. 의사는 관절경이 보내주는 화면을 직접 보면서 굳은 석회를 찾아 기구(큐렛이나 셰이버)로 일일이 제거합니다. 석회화 부위에 따라 다르겠지만, 평균 30분 이내에 수술을 대부분 마무리할 수 있답니다.

수술이 끝나면 환부가 안정될 수 있도록 팔걸이를 착용하고 냉찜질을 통해 통증과 부종을 조절합니다. 이후 수술 부위가 아물면 점진적으로 어깨추 운동 등 수동적 관절 운동을 시작하여 운동 범위를 늘려갑니다. 통증이 남아있다면 약물을 병행하면서 물리치료를 시행할 수도 있겠죠. 석회제거술은 비교적 안전한 수술이지만, 모든 수술이 그렇듯 합병증이 발생할 수 있습니다. 드물지만 수술 부위에 감염이 발생할 수 있어서 항생제가 처방될 수 있고요. 집도의의 실력이 천차만별이다 보니 석회를 제거하는 과정에서 회전근개가 손상될 수 있습니다. 대부분의 환자분은 시술 후 수일에서 수주 내에 거의 통증을 느끼지 못할 만큼 호전되며, 넉넉히 잡아서 3~6개월 이내에는 정상 생활로 복귀할 수 있습니다.

석회제거술의 장단점

관절경 석회제거술이 여타 다른 수술 방법과 비교할 때 갖고 있는 장단점은 매우 명확한 편입니다. 우선 장점으로는 집도의가 석회를 직접 눈으로 확인하며 제거할 수 있기 때문에 성공률이 거의 98퍼센트에 달하며, 최소의 절개만 했기 때문에 수술 후 회복 속도와 예후도 좋은 편입니다. 수술하면서 동시에 견봉성형술을 함께 진행할 수 있다는 점도 장점으로 볼 수 있겠네요. 반면 단점으로는 마취가 필요하다는 점, 비용이 상대적으로 높다는 점, 수술을 주도한 의사의 경험과 기술이 다른 방법보다 더 중요하다는 점 등을 들 수 있겠네요.

정리하면 석회성건염은 심한 어깨 통증을 유발하지만 적절한 진단과 발 빠른 치료로 쉽게 해결할 수 있습니다. 보존적 치료에 반응하지 않는 경우라면 석회제거술이 안전하고 효과적인 대안이 될 수 있다는 점을 명심하시고 몸에 칼을 댄다는 것에 너무 걱정하지 않으셔도 됩니다. 수술 후 적절한 재활 프로그램과 함께 시행하면 대부분의 환자분이 만족하는 치료 결과를 얻을 수 있습니다.

41
어깨충돌증후군이라면, 견봉성형술

저는 개인적으로 야구를 정말 좋아합니다. 2015년, 미국 프로야구 LA다저스의 한국 출신 야구선수였던 류현진 선수는 관절와순이 찢어져서 수술대에 올랐습니다. 주변의 많은 야구 관계자는 이미 고등학교 시절 팔꿈치 수술을 받은 전력이 있던 류현진 선수의 어깨 수술 소식에 깊은 우려를 표했죠. 게다가 수술 부위가 좌완투수에게 치명적일 수밖에 없던 왼쪽 어깨였습니다. 정말이지 선수 생명을 걸 만큼 중대한 결정이었던 걸로 기억합니다. 다행히 수술은 잘 마쳤고, 재활 후 지금까지 국내 리그에서 정상급 투수로 선수 생활을 이어가고 있죠. 제때 수술을 받지 않았더라면 아마도 우리는 지금 류현진 선수를 볼 수 없었을지도 모르겠습니다.

어깨충돌증후군의 위험성

'어깨충돌증후군(shoulder impingement syndrome)'은 어깨 통증을 일으키는 가장 대표적인 질환이죠. 전체 어깨 질환에서 약 44~65퍼센트를 차지합니다. 우리나라의 경우 2019년 기준 어깨충돌증후군 환자는 약 47만 453명에 이를 만큼 그 비율이 높습니다. 게다가 환자가 매년 꾸준히 늘고 있는 것으로 알고 있습니다. 어깨충돌증후군은 힘줄이 좁은 견봉하 공간을 지나가면서 반복적으로 마찰되고 눌리면서 생깁니다. 아니면 견봉에서 자라난 뾰족한 골극에 힘줄이 계속 긁히고 닳으면서 염증이 발생하기도 합니다. 이처럼 같은 곳이 지속적으로 충돌하면서 회전근개 힘줄과 점액낭에 염증이 생기고, 심하면 회전근개가 파열될 수도 있는 무서운 질환입니다. 어깨충돌증후군이 더 무서운 이유는 머리 위로 손을 올릴 때 느껴지는 극도의 통증 때문이죠.

류현진 선수처럼 주로 수년간 같은 투구 동작을 반복적으로 하는 운동선수에게서 흔히 발생하는 어깨충돌증후군은 팔을 들어 올릴 때 어깨 부위에 날카로운 통증을 느낍니다. 특히 60~120도 사이에서 극심한 통증을 느끼는데요. 이 위치는 흔히 우리가 머리를 감거나 높은 선반에 놓인 물건을 꺼낼 때 팔을 올리는 자세와 겹칩니다. 팔을 등 뒤로 넘기는 동작이나 일상생활에 종종 사용하는 동작에 당장 제한이 걸리게 됩니다. 따라서 해당 증후군을 판별하는 검사 역시 의사가 환자분의 아픈 어깨를 붙잡고 팔을 강제로 들어 올려서 견봉하에 직접 충돌하는 어깨 구조를 확인하는 방식으로 이

오늘부터 어깨통증과 이별합니다

뤄집니다. 이 동작에서 통증을 느끼면 어깨충돌증후군으로 판정되죠. 전문적인 판정을 위해 초음파나 MRI 검사가 동원되기도 합니다.

견봉성형술의 과정

어깨충돌증후군의 초기 치료는 보존적 접근이 일반적입니다. 보존적 치료로는 스트레칭과 함께 냉찜질 또는 온찜질을 이용한 물리치료가 활용되고, 상황과 증상, 예후에 따라 초음파 치료나 전기자극 치료도 동원될 수 있습니다. 염증과 통증을 줄이는 데 비스테로이드성 항염증제(NSAIDs)를 활용한 약물치료도 함께 쓰입니다. 또한 견봉하 공간에 스테로이드와 국소마취제를 주입하여 염증을 줄일 수도 있는데요. 스테로이드 주사치료가 통증에 효과적이긴 하지만 반복된 스테로이드 주사는 회전근개를 약화시킬 수 있어서 보통 연 3회 이내로 치료를 제한하는 것이 일반적입니다. 제때 적절한 보존적 치료를 받은 환자분의 약 70~80퍼센트에서 증상 개선을 확인할 수 있죠.

반면 6개월 이상 보존적 치료를 받아도 통증과 증상이 지속된다면 수술적 접근이 적극 활용될 수 있습니다. 어깨충돌증후군을 치료하는 대표적인 수술법은 '견봉성형술(Acromioplasty)'입니다. 각종 영상 검사에서 명확한 구조적 이상(골극 등)이 확인된 경우, 운동 범위 제한으로 일상생활이나 직업 활동에 심각한 지장을 초래하는 경우, 심한 통증으로 환자분이 보존적 치료보다 근본적인 치료를 원하는 경우에 관절경을 이용한 견봉성형술을 시행할 수 있습니다. 일단 환자분을 전신마취나 국소마취를 시행한 다음, 견인 장치를 이용해 팔을 고정하고 해당 부위에 2~3개의 작은 구멍을 뚫어 관절경과 수술 도구를 삽입합니다. 의사는 모니터를 보면서 직접 환자분의 어깨에 접근하여 어깨 힘줄이 지나가는 '천장'을 다듬어서 공간을 넓혀줍니다.

재활은 수술 결과에 매우 중요한 영향을 미칩니다. 수술 후 가만히 아물기만 기다리는 게 아니라 재발을 막기 위한 재활 프로토콜이 따로 있습니다. 수술 후 첫 2주간은 통증 조절과 상처 치유에 집중합니다. 진통제와 항생제를 주입하고 환자분은 안정을 취합니다. 이 시기에 어깨추 운동 등 수동적 운동을 통해 ROM을 체크합니다. 2주부터 6주까지는 능동적 운동을 하면서 관절 범위 회복에 집중합니다. 이후 3개월 동안은 근력을 강화하기 위해 탄력 밴드를 이용한 근력 운동을 진행합니다. 이때부터 자유롭게 일상에서 활동할 수 있는 어깨 범위를 만들어 나갑니다.

수술 후 주의할 사항

견봉성형술은 견봉하 공간을 넓혀 회전근개가 자유롭게 움직일 수 있도록 하는 데 목적이 있습니다. 견봉성형술은 비교적 안전한 수술이지만 일부 환자분에게 부작용과 합병증이 생길 수 있습니다. 대표적인 합병증은 수술 이후 어깨 관절에 유착이 발생하는 경우, 어깨 강직이나 관절낭염이 발생하는 경우, 일시적으로 삼각근

오늘부터 어깨통증과 이별합니다

이 약해지는 경우가 있습니다. 이 밖에도 신경 손상(액와 신경, 상견갑 신경)이나 혈종, 삼각근 파열(개방적 수술 시), 견봉 골절, 과도한 견봉 절제로 인한 불안정성 등이 생길 수 있죠. 이러한 부작용을 미리 막을 수 있다면 제일 좋겠지만, 수술이 갖는 어쩔 수 없는 잠재적 문제점이라고 볼 수 있을 겁니다. 무엇보다 경험이 많고 기술이 검증된 병원을 찾는 게 환자분에게는 안전한 선택입니다.

어깨충돌증후군은 흔한 질환이지만, 정확한 진단과 체계적인 치료 접근이 필요합니다. 대부분의 환자는 적절한 보존적 치료로 호전되며 수술은 신중하게 선택된 환자분에게 고려되어야 합니다. 충분한 보존적 치료, 정확한 진단적 평가, 그리고 환자분과의 충분한 소통을 통해 개별 환자분이 최적의 치료 방침을 결정하도록 해야겠죠. 여러분의 건승을 빕니다.

42
심한 오십견에는
관절낭절제술

　　오십견은 골든 타임이 없는 질환입니다. 그럼에도 일부 환자분의 경우, 오십견이 과도하게 관절낭을 유착시켜 약물치료나 물리치료, 체외충격파치료로 해결되지 않을 때 관절낭을 제거하는 수술을 고려해 볼 수 있습니다. 단순히 관절낭을 절제하는 것이 아니라 환자분의 일상을 지옥으로 만든 통곡의 벽을 부수는 작업이라고 할 수 있습니다.

관절낭절제술의 과정

　　'관절낭절제술(Arthroscopic Capsular Release)'은 염증으로 굳은 관절

낭을 의사가 관절경을 이용하여 직접 절제하는 수술입니다. 대부분의 오십견 환자분이 받으시는 브리즈망 시술로도 유착된 관절낭을 찢는 게 불가능할 때 그 대안으로 선택하는 수술이라고 보시면 됩니다. 브리즈망 시술이 의사의 완력으로 관절낭을 찢는 것과 달리, 관절낭절제술은 의사가 모니터로 환자분의 관절낭을 직접 보면서 절제하여 관절의 해부학적 운동 범위를 회복시키는 작업입니다.

수술 과정은 여느 관절경 수술과 동일합니다. 환자분에게 전신마취 혹은 국소마취를 시행한 뒤 옆으로 누운 상태에서 팔을 살짝 잡아당겨 수술의 공간을 확보합니다. 그다음 해당 어깨 부위에 1cm 미만의 작은 구멍을 절개하고, 이 구멍을 통해 관절경과 수술 기구를 삽입합니다. 내시경 화면에 어깨 관절의 내부 구조가 확대되어 비춰지면, 의사가 화면을 보면서 '아스로케어(Arthrocare)'라는 기구를 써서 두꺼워진 관절낭을 조심스럽게 절제합니다.

관절낭절제술은 수술만큼이나 재활과 관리가 중요합니다. 수술 후 첫 1~2주는 통증 조절과 부종 감소를 위해 냉찜질 및 진통제를 병행하며 재활에 들어갑니다. 이 시기에 수동적 운동을 통해 수술 부위의 재유착을 방지하는 것도 잊지 않습니다. 이후 2~6주 동안에는 물리치료(온열치료, 전기자극)로 수술 부위에 혈류를 공급하고 수동적 운동을 능동적 운동으로 전환하여 본격적인 근력 회복에 돌입합니다. 수술 후 6주에서 3개월 동안은 스트레칭 및 근력 강화운동을 병행하며 일상에 복귀할 준비를 합니다.

관절낭절제술의 장점과 주의점

지금까지 관절낭절제술은 브리즈망 시술로 해결할 수 없는 수준의 오십견 치료에 획기적인 효과를 입증했습니다. 수술 직후 즉각적인 가동 범위를 회복할 수 있으며, 어깨 유착 부위를 의사가 관절경으로 보면서 직접 절제하므로 다른 시술보다 재발 위험도 낮은 편입니다. 환부를 크게 절개하지 않기에 흉터가 거의 없고 회복이나 재활에 유리한 점도 관절낭절제술의 장점이라고 할 수 있죠. 수술 이후 물리치료나 운동치료로 수술의 효과를 극대화할 수 있다는 것도 매력적인 부분입니다.

다만 수술 후 재활운동을 게을리하면 수술한 어깨가 재유착될 위험이 있고, 전신마취를 하는 수술이기 때문에 개인에 따라 어쩔 수 없는 마취 위험성을 갖고 있습니다. 작은 구멍을 뚫고 관절경과 수술 기구를 넣어 수술하기 때문에 다른 수술에 비해 확실히 과출혈의 위험은 낮지만 그럼에도 완전히 배제할 순 없습니다. 환자분 개인의 체질과 특성에 따라 강한 통증이 재활 과정에서 동반될 수도 있습니다. 이러한 주의점이 있지만, 어깨 관절낭절제술은 단순히 유착을 풀어주는 것에 그치지 않고 관절낭을 절제하므로 어깨 움직임에 자유를 부여하는 기술입니다.

오늘부터 어깨통증과 이별합니다

43

돌아올 수 없는 관절염엔 인공관절치환술

70대 박명희 씨(가명)는 과거 경북 상주에 소재한 여자 고등학교 미술 교사였습니다. 한때 학생들에게 회화의 즐거움을 가르치는 것에서 큰 보람을 느끼고 붓을 잡고 캔버스 앞에 서는 게 삶의 기쁨이었지만, 몇 년 전부터 팔이 들리지 않게 되었습니다. 화가에겐 천형과도 같았죠. 특별한 계기가 있었던 건 아니었답니다. 그냥 언제부턴가 붓을 쥐려 하면 통증이 어깨 속 깊이 번졌고, 종종 들고 있던 붓을 맥없이 떨어뜨리며 당혹스러웠던 기억이 있었다고 하네요. 결국 지인의 추천으로 성누가병원을 알게 되었고 서울까지 올라와서 진찰받기에는 다소 부담스러운 거리였지만 용기를 내서 내원하셨던 환자분이었습니다.

MRI 검사 결과는 명확했습니다. "회전근개파열로 인한 이차성 퇴행성 관절염입니다. 연골이 다 닳아 관절이 뼈끼리 부딪치고 있어요." 제가 전해준 의견에 환자분은 놀라지도 않았습니다. 이미 어딘가에서 자신의 질환을 다 읽고 오기라도 한 듯 어떻게 보면 평온하기까지 했습니다. 다만 어깨 통증으로 잃어버린 일상을 되돌리고 싶었다고 해야 맞을 것입니다. 그렇게 박명희 씨는 수술대에 올랐습니다. 이미 지역 병원에서 약물치료와 물리치료, 체외충격파 치료 등 할 수 있는 치료는 모두 시도했지만, 아무런 변화가 없던 그녀의 어깨는 새로운 관절을 요구하고 있었죠.

인공관절치환술의 과정

다행히 수술은 성공적으로 마쳤습니다. 한 달가량 회복기를 거친 다음, 박명희 씨는 그토록 바라던 소중한 일상으로 돌아갈 수 있었습니다. 그림을 그리는 삶이 그토록 소중한 것인지 미처 몰랐다며 지방으로 내려가는 길에 저에게 감사하다는 인사를 전하는 걸 잊지 않았습니다. 어깨 '인공관절치환술(Shoulder Arthroplasty)'은 손상되거나 마모된 어깨 관절(상완골두와 견갑골 관절와면)을 금속과 특수 플라스틱으로 만든 인공관절로 교체하는 수술입니다. 이 수술의 목적은 단 하나인데요. 즉 통증을 없애고 어깨를 다시 움직일 수 있게 만드는 것입니다. 인공관절치환술은 크게 세 가지 방식으로 나뉩니다.

종류	설명	적용 대상
전치환술	상완골두 + 관절와 양쪽 모두 인공 삽입	회전근개가 정상인 퇴행성 관절염
반치환술	상완골두만 인공관절로 교체	관절와면이 비교적 보존된 경우
역형인공관절치환술	공의 위치를 바꿔 회전근개 대신 삼각근으로 움직임 구현	회전근개파열 관절병증, 고령층

수술 과정은 먼저 전신마취 후 5~10cm 정도 환자분의 어깨를 절개하여 문제의 관절을 노출합니다. 이어 손상 부위를 제거한 뒤 인공관절을 삽입합니다. 이후 관절 안정성을 확인한 다음 절개 부위를 봉합합니다. 수술 시간은 대략 1~2시간 정도 소요되며, 입원 기간은 보통 1~2주 정도 걸립니다. 엄연히 개복 수술이기 때문에 여러 부작용의 위험성이 있고요. 수술 뒤 어깨에 슬링(보조기)을 달아 수술받은 부위에 안정성을 더합니다. 4주 차에는 수동 운동을 시작하고, 8주 차에는 능동 운동을 병행하면서 재활합니다. 대부분의 환자분은 수술 후 통증이 80~90퍼센트 이상 감소했다고 보고합니다. 팔을 올리거나 옷을 입고 머리를 빗는 등 일상 행동을 수행하는데 별다른 문제를 느끼지 않을 때 재활을 마칩니다.

인공관절치환술의 장단점

인공관절치환술은 심한 관절염이나 복구가 어려운 수준의 회전근개파열, 골절 후 후유증에도 효과직인 내안입니다. 수사치료나 물리치료처럼 비수술적 접근보다 근본적인 해결책이라고 볼 수 있겠죠. 한차례 수술을 받으면 최소한 10~15년 이상 인공관절이 그 기능을 유지합니다. 수술 후 환자분들의 만족도도 꽤 좋은 편입니다. 물론 단점이 없는 건 아닙니다. 이것도 엄연히 수술이기 때문에 마취와 감염의 위험은 희박하지만 언제나 존재할 수 있죠. 여러 부작용과 합병증이 있을 수 있습니다. 인공관절의 수명은 15년 전후기 때문에 기간이 지난 경우에 심어놓은 인공관절을 교체해야 할 가능성도 있습니다. 일반 보존적 치료보다는 비용이 많이 발생한다는 점도 단점이라 할 수 있겠죠.

어깨 인공관절치환술은 단순히 낡은 관절을 교체하는 기술이 아닙니다. 박명희 씨처럼 통증에 갇힌 한 개인의 삶을 깨우고 다시 움직이게 하는 의학적 재탄생의 과정입니다. 수술대 위에서 의사는 뼈를 다루지만, 실제로는 환자의 자유와 일상, 자존감을 회복시키는 일을 한다고 생각합니다. 박명희 씨는 수술 후 이렇게 말했습니다. "내 어깨는 금속이지만, 그 덕분에 내 인생은 다시 따뜻해졌어요." 그녀는 지금도 여전히 고향에서 그림을 그리고 있습니다. 비록 붓은 느리지만, 그 속엔 통증 없는 어깨와 다시 열린 세상이 담겨 있습니다.

44

수술보다 재활이
중요한 이유

수술은 늘 찰나의 순간으로 기억됩니다. 한두 시간 마취에서 깨어나면 이미 모든 수술이 이미 끝나 있죠. 그래서 한 환자분의 몸속에서 염증을 제거하고, 손상된 구조를 다시 이어붙이는 그 몇 시간 동안 우리는 언제나 영원을 꿈꾸는 것 같습니다. 하지만 수술은 잠깐이지만, 재활은 영원하다는 말이 있습니다. 진짜 의술의 완성은 수술실 밖에서 시작되는 거죠. 저는 언제나 수술실을 나서며 환자분에게 "지금부터가 진짜 치료의 시작이에요."라고 말씀드려요. 그 이유는 간단합니다. 재활과 관리가 수술의 성패를 가르기 때문이죠. 수술의 가치는 환자분이 얼마나 재활에 성실하게 임하느냐에 따라 천지 차이로 갈립니다.

스트레칭 운동

먼저 '시계추 운동(Pendulum Exercise)'은 수술 직후 어깨 관절의 긴장을 완화하고 수동적 움직임을 통해 가동 범위를 늘려주는 대표적인 운동입니다. 방법은 간단합니다. 아프지 않은 쪽 손으로 의자나 테이블을 짚고, 허리를 숙여 아픈 팔을 아래로 늘어뜨립니다. 이때 늘어뜨린 팔에는 아무런 힘도 주지 않고 편안하게 중력에 맡기는 게 중요합니다. 이후 팔이 마치, 진자나 시계추가 된 것처럼 시계 방향, 반시계 방향으로 원을 그리듯이 부드럽게 흔들어줍니다. 이 재활운동을 통해 수술한 어깨가 굳거나 관절낭이 다시 유착되지 않게 어깨 관절을 부드럽게 이완하고 풀어줄 수 있죠.

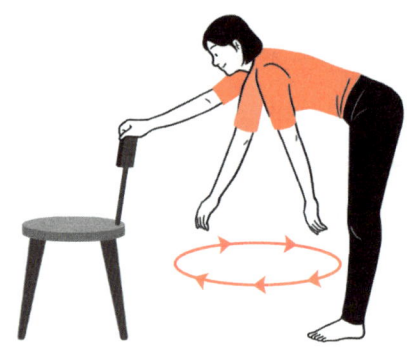

시계추 운동

그다음으로 '테이블 슬라이딩 운동(Table Slides)'도 함께 하면 좋은 재활운동입니다. 앉은 자세에서 수건 등을 바닥에 깔고, 책상이나

오늘부터 어깨통증과 이별합니다

테이블 위에 아픈 팔을 앞으로 또는 옆으로 쭉 밀어 올립니다. 몸통을 같이 숙여서 최대한 팔이 늘어나도록 합니다. 이렇게 여러 번 반복하면서 어깨 관절의 전방 및 측면 거상 범위를 손쉽게 회복하거나 늘릴 수 있습니다. 재활운동은 일단 따라하기 쉽고 복잡하지 않아야 합니다. 또한 복잡한 장비나 도구를 구매하지 않고 주변에서 환자분이 손쉽게 찾을 수 있는 간단한 기물로도 수행할 수 있어야 합니다.

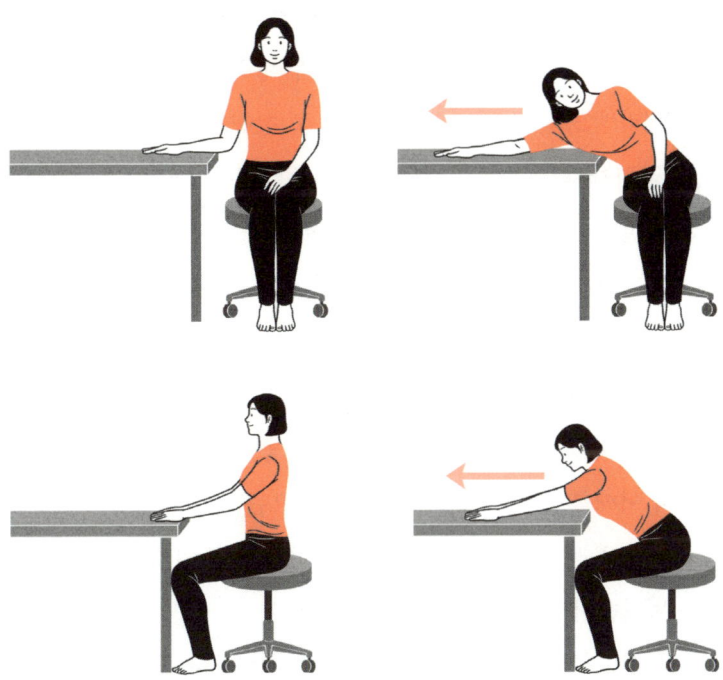

테이블 슬라이딩 운동

근력 운동

재활운동은 긴장된 어깨 근육을 풀어주고 관절의 가동 범위를 늘리는 것에 그쳐서는 안 됩니다. 선반 위에 놓인 무거운 물건을 들거나 옮기거나 일상에서 자주 쓰는 기물을 자유자재로 들고 사용하려면 일정한 수준 이상의 근력이 갖춰져야 합니다. 이에 도움이 되는 재활운동이 있는데요. 수술 이후, 가동 범위가 어느 정도 회복되고 통증이 줄어들면, 세라밴드(고무밴드)를 이용하여 어깨 주변 근육(특히 회전근개)을 강화하는 운동을 시작할 수 있습니다.

외회전 운동은 팔꿈치를 90도로 구부리고 옆구리에 붙인 상태에서 세라밴드를 잡고 몸의 바깥쪽으로 천천히 당기는 운동입니다. 팔꿈치가 몸에서 떨어지지 않도록 주의합니다. 이 동작을 통해 어깨 관절을 바깥으로 돌리는 근육(회전근개 중 극하근, 소원근)을 강화합니다. 반면 내회전 운동은 외회전과 반대로 세라밴드를 문고리 등에 묶고 팔꿈치를 90도로 구부린 채 몸 안쪽으로 천천히 당기는 운동이죠. 이를 통해 어깨 관절을 안쪽으로 돌리는 근육(회전근개 중 견갑하근)을 강화합니다. 견갑골 안정화 운동은 엎드린 자세나 선 자세에서 어깨를 으쓱하거나 날개뼈를 모으는 동작 등을 통해 날개뼈 주변 근육을 강화하는 운동입니다. 이를 통해 어깨 관절의 안정성을 높여줍니다.

근력 운동은 너무 무리하게 진행해선 안 됩니다. 통증 없는 범위에서 이뤄져야 하고요. 운동 중 통증이 느껴지면 즉시 중단하거나 강도를 낮춰야 합니다. 통증을 참으면서 무리하게 운동하면 상태가 나빠질 수 있습니다. 위에 소개된 운동들은 일반적인 재활운동의 예시일 뿐입니다. 반드시 의사나 물리치료사, 또는 숙련된 재활 전문가와 상담하여 본인의 상태에 맞는 정확한 운동 계획과 순서를 확인해야 합니다. 그리고 재활운동은 무엇보다 꾸준함이 생명입니다. 한 번에 많이 하는 것보다 매일 꾸준히 하는 것이 훨씬 중요하답니다.

"밸런스란 발견하는 것이 아니라
스스로 만들어가는 것이다."

부르스 리

6부

밸런스를 통해
건강한 어깨를
되찾는 비법

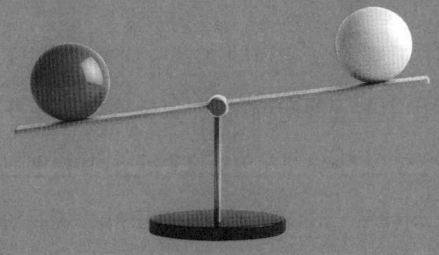

45

스포츠 선수에게 밸런스가 중요한 이유?

"밸런스! 중심 잡아!"

체육관이나 피트니스, 필라테스 스튜디오에서 PT 코치들이 자주 외치는 말입니다. 운동장에서 왜 그토록 밸런스가 강조될까요? 단순히 넘어지지 않기 위해서일까요? 아닙니다. 밸런스가 우리 몸이 가진 힘을 최대로 끌어내는 비밀 코드이기 때문입니다. 세계적으로 유명한 스포츠 스타들이 밸런스를 잡아주는 전담 트레이닝 코치를 항상 곁에 두고 있는 이유가 바로 여기에 있습니다. 이번 장에서는 밸런스가 어깨 건강에 얼마나 중요한 영향을 미치는지 설명드릴까 합니다.

오늘부터 어깨통증과 이별합니다

문제는 중력이야

우리는 세상에 태어나는 순간부터 중력과 함께 살아갑니다. $9.8m/s^2$라는 어마무시한 힘으로 지구상의 모든 물체를 아래로 끌어당기는 중력은 우리가 땅에 발을 디디는 순간 경험하게 되는 첫 번째 물리력입니다. 중력을 거스를 수 있는 건 아무것도 없습니다. 이건 뉴턴이 만유인력의 법칙을 발견하기 이전부터 사실이었지요. 사람도 마찬가지입니다. 밸런스를 잃은 사람은 중력을 이기기 위해 반대로 허리를 틀기 마련입니다. 바로 여기서 모든 문제가 발생합니다.

인체를 하나의 건축물에 비유해 봅시다. 피사의 사탑은 왜 기울어졌을까요? 중력의 중심선이 지지면을 벗어났기 때문입니다. 한마디로 건물의 밸런스가 무너진 것입니다. 기울어진 덕분에 피사의 사탑이 토스카나의 명물로 전 세계 관광객들의 발길을 모으고 있지만, 이탈리아 정부는 1990년대부터 안정화 작업에 천문학적인 돈을 쏟아붓고 있습니다. 사실 언제 무너져도 하나도 이상할 게 없는 실패한 조형물은 오늘도 중력을 거스르는 전쟁을 벌이고 있습니다.

현대인도 어쩌면 중력을 거스르는 전쟁에 돌입한 건 아닐까요? 하루 종일 의자에 앉아 있고, 고개를 숙여 스마트폰을 보고, 한쪽 팔로 가방을 메고, 앉을 때도 다리를 꼬고 앉습니다. 고개를 15도만 숙여도 목이 받는 부담은 12kg가 되고, 30도면 18kg, 60도면 27kg에 달합니다. 평균 5kg인 머리가 자세에 따라 그 다섯 배 이상의 무게로 느껴지는 것이지요. 하루 4시간 스마트폰을 본다면, 목과 어깨는 매일 100kg이 넘는 추가 부담을 감당해야 하는 셈입니다.

밸런스는 에너지 효율이다

우리나라의 전통적인 올림픽 효자 종목인 양궁의 예를 들어봅시다. 양궁 선수들이 활을 당기는 순간, 온몸은 완벽한 정렬 상태에 있습니다. 발에서 시작해 골반, 척추, 어깨, 팔로 이어지는 힘의 전달 라인이 일직선을 이루게 되지요. 이것이 밸런스입니다. 만약 선수가 몸의 중심을 잃은 채 팔의 힘만 가지고 활시위를 당긴다면 어떤 일이 벌어질까요? 우선 정확도가 떨어지고 빨리 힘을 소진하게 됩니다. 자칫 잘못하면 어깨와 팔꿈치에 부상을 입을 수도 있습니다. 이처럼 밸런스가 무너지면 우리 몸은 본래 쓰지 않아도 될 에너지를 허투루 낭비하게 됩니다.

일상에서도 마찬가지입니다. 무거운 장바구니를 들 때, 한쪽 어깨로만 메시는 분들이 많습니다. 그러면 몸의 중심이 자기도 모르게 한쪽으로 기울게 되고, 이를 보상하기 위해 반대쪽 허리와 목 근육을 과도하게 당기게 됩니다. 5kg의 장바구니가 실제로는 15kg의 부담으로 다가오는 이유가 여기에 있지요. 어깨가 아프다면 오늘 어떤 자세로 지냈는지 한번 곰곰이 생각해 보세요. 분명 밸런스가 깨진, 구부정한 자세로 장시간 모니터 앞에 앉아 있거나 몸을 벽에 기댄 채 짝다리로 서 있었을 겁니다.

오늘부터 어깨통증과 이별합니다

치료는 밸런스를 찾는 것부터

밸런스 이야기를 하다 보니 진료실에서 만난 50대 직장인 박광일 씨(가명)의 사례가 생각납니다. 그는 만성적인 어깨 통증으로 수년간 고생했습니다. 물리치료도 받고, 주사도 맞았지만 증상은 도통 나아질 기미가 보이지 않았죠. 자세를 관찰하니 문제는 어깨가 아니라 골반에서 시작되고 있었습니다. 광일 씨는 책상에 앉을 때마다 골반이 뒤로 말리면서 허리가 굽게 되고, 굽은 허리를 보상하려 자연스럽게 목이 앞으로 나가게 되었죠. 그렇게 목이 나간 상태에서 모니터를 보려니 이번에는 어깨가 올라가는 악순환이 일어난 것입니다.

한 마디로 밸런스가 깨진 것입니다. 그의 어깨는 매일 8시간씩, 본래 있어야 할 자리에서 5cm 정도 위쪽에 머물며 긴장 상태를 유지하고 있었습니다. 치료는 어깨가 아닌 골반에서 시작했습니다. 앉는 자세를 바로잡고, 골반의 중립 위치를 찾아주자, 마치 도미노가 거꾸로 쓰러지듯 척추가 바로 서고, 목이 제자리를 찾으면서 자연스럽게 어깨가 내려왔습니다. 3개월 후 그는 말했습니다. "어깨를 치료한 것도 아닌데, 어깨가 좋아졌어요."

30대 디자이너 유순희 씨(가명)도 극심한 어깨 통증으로 저의 진료실을 찾았습니다. MRI를 찍어 봐도 특별한 이상은 없었습니다. 그런데 그가 일하는 모습을 영상으로 보니 답이 나왔습니다. 마우스를 쓸 때 팔꿈치가 공중에 떠 있었고, 어깨는 항상 귀쪽으로 올라가 있었습니다. 하루 10시간씩, 어깨 근육이 끊임없이 팔의 무게를 떠받치고 있었던 것입니다. 치료는 책상 높이부터 조정하고, 팔받침을 추가하는 것으로 시작했습니다. 중력을 혼자 감당하던 어깨에게 도움을 주는 것, 그것만으로도 증상은 절반 이상 줄어들었습니다.

어깨 치료는 우리 몸의 밸런스를 되찾는 여정입니다. 양쪽 어깨 높이가 같은지, 골반은 의자에 고르게 닿아 있는지, 발바닥은 바닥에 편안히 놓여 있는지, 하루에 몇 번이라도 자신의 자세를 의식하는 것, 그것이 치료의 시작입니다. 우리 몸에는 자세를 유지하는 근육과 움직임을 만드는 근육이 따로 있습니다. 현대인은 움직임 근육은 과도하게 쓰지만, 자세 근육은 그다지 많이 쓰지 않지요. 그러다 보니 자세 근육이 많이 약해져 있습니다. 평소 코어 근육을 인지하는 자세 운동을 꾸준히 실천하는 게 중요합니다.

어깨가 아픈 이유는 어깨가 약해서가 아닐 수 있습니다. 몸의 중심을 잃어서, 중력을 혼자 감당하느라 지쳐서일 수 있습니다. 어깨에 물리치료를 받기 전에, 먼저 발바닥부터 확인해 보세요. 내가 서있는 그 자리가, 내가 앉아 있는 그 자세가, 어쩌면 답일 수 있습니다. 중력은 우리의 적이 아닙니다. 밸런스만 찾는다면, 중력은 우리에게 안정감을 주고 힘의 방향을 알려주는 가장 정직한 벗이 될 겁니다. 오늘부터 여러분의 몸과 대화를 시작해 보세요. "지금 나는 중심에 있는가?" 이 질문 하나가 여러분의 어깨를, 여러분의 삶을 바꿀 수 있습니다.

46

수건 한 장으로 시작하는
수건 스트레칭

"원장 선생님, 그럼 몸의 밸런스를 잡아주는 운동 좀 가르쳐 주세요."

평소 어깨 통증으로 고생하신 분들이 어떤 운동을 해야 몸의 밸런스를 잡고 어깨를 건강하게 쓸 수 있는지 묻곤 합니다. 저의 답변은 간단합니다. "스트레칭과 근력 운동을 하세요." 스트레칭은 많이들 들어서 쉽게 이해하곤 하는데, 근력 운동을 하라니 그게 무슨 뜻인지 의아해하시는 분들이 간혹 계십니다. 스트레칭은 근육을 이완하는 데 도움을 주고, 근력 운동은 근육에 일정한 무게를 주어 근육량을 늘리는 데 필수적입니다. 나이가 들면 근육이 빠지면서 힘을 쓰지 못하는 경우가 있기 때문입니다. 이번 장에서부터 여러 장에 걸쳐 스트레칭과 근력 운동을 소개할까 합니다.

우선 몸의 밸런스를 지키는 데 필요한 여러 스트레칭이 있는데요. 그중에서 첫 번째로 소개할 자세가 바로 수건 스트레칭입니다. 저는 스트레칭이건 근력 운동이건 누구나 따라 하기 쉽고 일상에서 찾을 수 있는 간단한 도구를 이용해야 한다고 생각합니다. 운동한답시고 값비싼 장비나 도구를 사들여야 한다면 시작하기도 전에 그것 자체로 큰 부담이 될 수 있으니까요. 게다가 어깨 건강을 위한 자세와 운동법은 모두 집에서 손쉽게 할 수 있는 것들이기 때문에 굳이 비싼 돈을 들여서 피트니스센터나 필라테스 스튜디오에 등록하실 필요가 없습니다.

수건 스트레칭의 단계

"선생님, 특별한 운동기구를 사야 하나요?"

"아니요, 수건 한 장이면 충분합니다."

수건은 우리가 매일 사용하는 가장 친숙한 도구입니다. 비싸지도 않고, 특별한 공간도 필요 없습니다. 하지만 이 단순한 도구 안에는 어깨 재활의 핵심 원리가 담겨 있습니다. 적절한 저항, 조절가능한 강도, 그리고 양팔의 균형적인 움직임을 모두 활용할 수 있기 때문이지요.

수건 스트레칭의 단계는 세 단계로 나뉩니다. 먼저 1단계는 어깨 넓이로 다리를 벌리고 똑바로 선 채로 수건을 양손에 가볍게 쥡니다. 한쪽 팔은 위쪽 어깨 뒤로, 반대쪽 팔은 아래쪽 허리 뒤로 위

오늘부터 어깨통증과 이별합니다

치합니다. 처음에는 수건을 간신히 잡을 수도 있겠지요. 그래도 괜찮습니다. 2단계는 위쪽 손으로 위로 부드럽게 당기면, 아래쪽 팔이 조금씩 올라옵니다. 천천히, 아주 천천히, 마치 오랜만에 만난 친구와 조심스럽게 악수하듯 위로 당겨줍니다.

여기서 많은 분이 실수하는 부분이 있는데요. 빨리 낫고 싶다는 생각에 수건을 너무 급하게, 너무 많이 당기는 것입니다. 통증을 느끼면서도 운동이니까 참아야지 생각합니다. 아닙니다. 수건 스트레칭에서 통증은 신호등의 빨간불입니다. 아프면 멈추셔야 합니다. 수건 스트레칭의 적절한 강도는 팔 근육이 약간 땅기면서 어느 정도 불편한 정도입니다.

이때 천천히 심호흡하면서 5초간 그 자세를 그대로 유지합니다. 처음 1~2초 정도는 근육이 긴장합니다. 하지만 3초쯤 되면 근육이 이해하기 시작하고, 4~5초가 되면 근육이 조금씩 풀리게 됩니다. 이때 호흡이 중요합니다. 깊게 들이마시고, 길게 내쉽니다. 내쉬는 숨과 함께 긴장이 빠져나갑니다. 호흡은 단순히 산소를 공급하는 것이 아니라 우리 몸에게 '안전하다'라는 메시지를 보내는 행위입니다.

3단계는 당겼던 팔을 천천히 내리고 원래 자세로 돌아갑니다. 그리고 다시 처음부터 1단계를 시작합니다. 2회, 3회, 10회. 그렇게 매일 조금씩, 꾸준히 스트레칭으로 굳었던 어깨 근육을 풀어줍니다. 흥미로운 사실이 하나 있습니다. 대부분은 한쪽 어깨가 더 뻣뻣합니다. 오른손잡이는 보통 오른팔을 위로 올리는 것이 더 어렵고, 왼손잡이는 그 반대입니다. 우리가 일상에서 같은 동작만 반복하기 때문입니다. 그래서 수건 스트레칭은 빈드시 양쪽 어깨를 번갈아 해야 합니다. 오른손이 위로 갔다면, 다음은 왼손이 위로. 이 균형이 중요합니다. 한쪽만 하면 오히려 몸의 불균형이 심해질 수 있습니다.

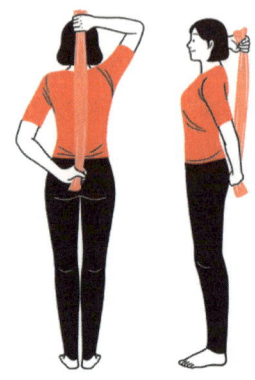

① 수건을 등 뒤로 잡아요
수건을 등 뒤로 잡을 때 한쪽 팔은 수건 위쪽을, 반대쪽 팔은 수건 아래쪽을 잡습니다.

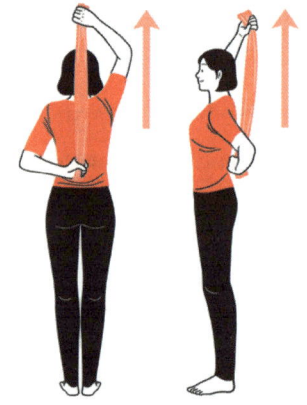

② 수건을 위로 당겨요
수건 위쪽을 잡은 팔을 위로 당기면 아래쪽 팔이 당겨집니다. 팔을 최대한 올린 상태에서 5초간 멈춥니다.

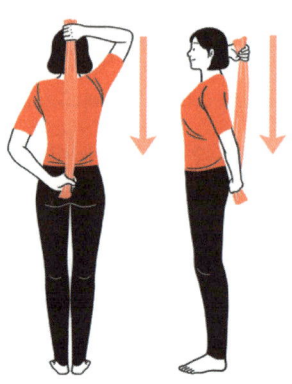

③ 수건을 아래로 당겨요
수건 아래쪽을 잡은 팔을 아래로 천천히 내립니다. 하루 10-20회, 2~3세트를 반복합니다.

오늘부터 어깨통증과 이별합니다

수건 스트레칭의 효과

수건 스트레칭의 효과는 단순히 스트레칭에 그치지 않습니다.

첫째, 어깨 관절의 운동 범위를 회복시킵니다. 오십견으로 굳었던 어깨, 장시간 컴퓨터 작업으로 좁아진 가동 범위가 조금씩 넓어집니다. 처음에는 수건의 끝을 겨우 잡았다면, 한 달 후에는 수건의 중간을, 석 달 후에는 손이 거의 맞닿을 정도로 넓어지면서 성취감을 느끼게 됩니다.

둘째, 어깨 주변 근육의 균형을 맞춥니다. 우리 어깨에는 회전근개라는 네 개의 작은 근육이 있습니다. 이들은 어깨의 안정성을 책임지는 중요한 근육들인데, 현대인의 잘못된 자세로 인해 약해지기 쉽습니다. 수건 스트레칭은 이 근육들을 골고루 자극합니다.

셋째, 관절낭의 유연성을 회복시킵니다. 유착성 관절낭염이라는 이름에서 알 수 있듯이 관절을 감싸는 주머니가 굳어 붙는 게 오십견입니다. 수건 스트레칭은 이 유착을 조금씩 풀어줍니다. 마치 오래된 문짝에 붙은 녹슨 경첩에 기름을 치는 것과 같지요.

넷째, 혈액순환을 개선합니다. 움직임이 적은 부위는 혈액순환도 저하됩니다. 스트레칭을 통해 근육이 수축과 이완을 반복하면, 펌프처럼 혈액을 끌어당기고 내보냅니다. 산소와 영양분이 공급되고, 노폐물이 배출됩니다.

수건 스트레칭의 주의사항

　모든 운동이 그렇지만 잘못하면 오히려 독이 됩니다. 무리하게 당기다 보면 근육이 찢어지거나 도리어 염증이 악화될 수 있습니다. 추운 환경에서는 하지 마세요. 근육은 따뜻할 때 잘 늘어납니다. 샤워 후, 가벼운 몸풀기를 하고 나서 하는 게 가장 좋습니다. 추운 아침에 일어나자마자 하는 것은 권하지 않습니다. 급성 통증이 있을 때는 잠시 쉬세요. 어깨를 다친 지 얼마 안 되었거나, 급성 염증이 있거나, 움직일 때마다 날카로운 통증이 있다면 스트레칭을 중단하고 전문가와 상담하세요. 수건 스트레칭은 만성적인 뻣뻣함과 가동 범위 감소에 효과적이지 급성 손상의 치료법은 아니기 때문입니다.

47

어깨에 균형을 잡아주는 막대 스트레칭

　수건 스트레칭을 마스터하신 분들이라면 막대 스트레칭도 손쉽게 할 수 있습니다. 그런데 왜 스트레칭에 막대를 활용할까요? 막대는 수건과는 다른 장점이 있습니다. 일단 막대는 휘어지지 않지요. 이 딱딱함이 오히려 어깨 치료의 핵심입니다. 수건으로는 양손 간 거리를 자유롭게 조절할 수 있습니다. 그래서 무의식중에 편한 쪽으로 치우치기 쉽습니다. 하지만 막대는 고정된 길이를 가지고 있습니다. 한쪽 손이 움직이면, 다른 쪽도 정확히 그만큼 움직여야 합니다. 이 '강제된 대칭'이 균형 잡힌 스트레칭 동작을 만들어내지요.

　막대 스트레칭을 하면 40대 회사원 정보민 씨(가명)가 생각납니다. 그녀는 유독 오른쪽 어깨가 굳어 있었습니다. 수건 스트레칭을 할 때면 본인도 모르게 왼쪽에 힘을 더 주고, 오른쪽은 대충 넘어 갔습니다. 하지만 막대를 쓰기 시작하자 상황이 180도 달라졌습니다. 막대가 비스듬해지는 것을 보고, 자신의 불균형을 직접 확인할 수 있었지요. 이처럼 수건 대신 막대를 잡으면 시각적 피드백이 생깁니다. 막대가 수직을 맞추지 못하면 당장 눈으로 확인할 수 있으니까요. '이렇게까지 차이가 났구나.'라는 깨달음이 스스로 자세를 교정하는 동기를 제공합니다. 자, 이제 막대 스트레칭을 한 번 해볼까요?

막대 스트레칭의 단계

"팔을 뒤로 돌려 등 뒤에서 손을 잡아보세요."

이 간단한 동작을 시켜보면 의외로 많은 환자분이 당황해합니다. 손이 닿지 않기 때문이죠. 멋쩍은 미소를 지으며 다시 힘을 주어 끙끙 대지만 역시 닿지 않습니다. 특히 아래쪽에 온 팔이 위로 올라가지 않죠. 이것이 바로 내회전 제한이랍니다. 내회전은 우리가 일상에서 자주 쓰지 않는 움직임입니다. 컴퓨터를 하고, 스마트폰을 보고, 운전하고, 요리할 때 우리 팔은 대부분 앞쪽에서 움직입니다. 뒤로 돌리는 동작, 특히 뒤로 돌린 상태에서 위로 올리는 동작은 거의 안 하죠. 그 결과 어깨 앞쪽 근육은 짧아지고, 뒤쪽 근육은 약해집니다. 관절낭의 뒤쪽 부분은 유연성을 잃고, 회전근개 중에서도 특히 견갑하근이라는 내회전 근육이 약해집니다. 이 불균형이 어깨충돌증후군이나 회전근개파열, 그리고 만성 통증의 씨앗이 됩

오늘부터 어깨통증과 이별합니다

니다.

이를 해결해 주는 스트레칭이 바로 막대 스트레칭입니다.

제일 첫 단계는 막대를 등 뒤로 가져가는 것입니다. 한쪽 손은 위에서, 반대쪽 손은 아래에서 막대를 쥡니다. 처음에는 막대의 끝부분을 잡게 될 것입니다. 아래쪽 손은 허리 근처, 위쪽 손은 어깨 뒤쪽 높이 정도면 좋습니다. 이 자세를 만드는 것 자체가 많은 환자분에게는 도전일지 모릅니다. 손이 닿지 않는다고 너무 자책하진 마세요. 계속 막대 스트레칭을 해나가시면 점점 좋아지실 수 있습니다.

두 번째 단계는 위쪽 팔꿈치를 귀 옆으로 올린 다음, 그 상태에서 팔을 뒤로 굽힙니다. 손은 자연스럽게 뒤통수 쪽으로, 이어서 등 뒤로 내려갑니다. 동시에 아래쪽 손은 엉덩이 뒤에서 시작해 허리를 따라 올라갑니다. 처음에는 양손 사이의 거리가 멀 수 있습니다. 괜찮습니다. 긴 막대를 쓰세요. 빗자루도 좋고, 걸레 막대도 좋습니다. 중요한 건 막대를 잡는 것, 즉 양손으로 연결되는 것입니다. 이제 위쪽 손으로 부드럽게 막대를 당깁니다. 아래로, 천천히. 그러면 아래쪽 팔이 자연스럽게 위로 올라옵니다.

여기서 중요한 포인트가 하나 있습니다. 위쪽 팔꿈치의 위치입니다. 많은 환자분이 막대를 당기면서 팔꿈치를 앞으로 빼거나 옆으로 벌립니다. 이렇게 되면 효과가 반감됩니다. 위쪽 팔꿈치는 귀 옆, 또는 머리 뒤쪽에 가깝게 유지해야 합니다. 이 위치를 지키면서 손만 내려가도록 합니다. 이게 말처럼 쉽지는 않아요. 처음에는 팔꿈치가 자꾸 바깥쪽으로 도망가려 합니다. 그때마다 다시 귀 옆으로 가져오세요. 이 자세가 제대로 만들어지면, 어깨 뒤쪽이 강하게 당기는 느낌을 받을 것입니다. 좋은 신호입니다. 바로 그 부분, 어깨 관절낭의 뒤쪽과 후방 회전근개가 늘어나고 있다는 뜻입니다.

세 번째 단계는 그대로 동작을 정지하고 길게 호흡하는 겁니다. 5초간 그 자세를 유지하세요. 처음 1~2초는 저항이 강합니다. 그냥 그 위치에서 머무세요. 그리고 호흡합니다. 깊게, 천천히. 숨을 들이마실 때 가슴이 확장되고, 내쉴 때 긴장이 풀립니다. 5초가 지나면 천천히 놓습니다. 막대를 잡은 채로 팔의 긴장을 풉니다. 그리고 잠깐 쉽니다. 이윽고 다시 반복합니다. 그렇게 2회, 3회, 10회 이어갑니다. 신기한 건 첫 번째보다 두 번째가, 두 번째보다 세 번째가 조금씩 더 내려간다는 사실이죠. 근육이 학습하고, 관절이 기억하고, 몸이 이해하기 시작합니다.

막대 스트레칭의 효과

첫째, 후방 관절낭을 늘립니다. 어깨 관절을 감싸는 주머니의 뒤쪽 부분이 짧아지면, 상완골두가 전상방으로 전위되면서 견봉하 공간이 좁아지면서 충돌증후군이 생기기 쉽습니다. 막대 스트레칭은 이 후방 관절낭을 선택적으로, 효과적으로 늘려줍니다. 둘째, 회전근개의 균형을 맞춥니다. 특히 외회전을 담당하는 소원근, 극하근 근육들을 늘려줍니다. 셋째, 흉추의 움직임을 개선합니다. 팔을 위로 올려 뒤로 돌리는 동작은 흉추(등뼈)의 신전을 요구합니다. 현대인의 굽은 등이 조금씩 펴지는 효과가 있습니다.

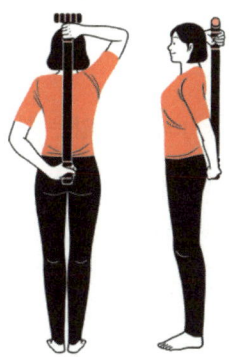

① 막대를 등 뒤로 잡아요

막대를 등 뒤로 잡을 때 한쪽 팔은 막대 위쪽을, 반대쪽 팔은 막대 아래쪽을 잡습니다.

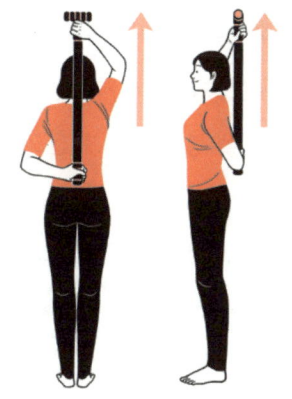

② 막대를 위로 당겨요

막대 위쪽을 잡은 팔을 위로 당기면 아래쪽 팔이 당겨집니다. 팔을 최대한 올린 상태에서 5초간 멈춥니다.

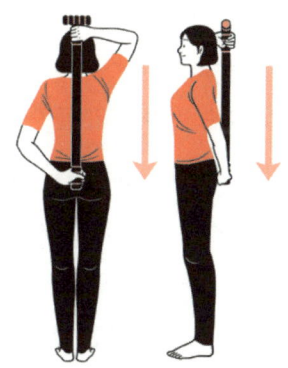

③ 막대를 아래로 당겨요

막대 아래쪽을 잡은 팔을 아래로 천천히 내립니다. 하루 10~20회, 2~3세트를 반복합니다.

스트레칭 시 주의사항

막대는 딱딱하지만, 당신의 움직임은 부드러워야 합니다. 급하게 당기지 마세요. 막대의 딱딱함 때문에 자칫 무리하기 쉽습니다. 중요한 것은 팔꿈치 위치를 지키는 것입니다. 위쪽 팔꿈치가 바깥으로 벌어지면, 자세가 무너지고 효과가 감소합니다. 거울을 보면서 하거나, 처음에는 가족에게 확인을 부탁하세요. 과도한 아치를 만들지 마세요. 막대를 당기면서 허리를 과하게 뒤로 젖히는 분들이 있습니다. 이렇게 되면 어깨 움직임이 아니라 허리 움직임으로 보상하는 것입니다. 복부에 가볍게 힘을 주고, 허리는 중립을 유지하세요. 몸을 틀거나 회전하지 마세요. 몸통이 돌아가면 안 됩니다. 정면을 계속 바라보고, 골반과 어깨가 앞을 향하도록. 회전으로 보상하면 실제 어깨 움직임은 개선되지 않습니다.

흥미롭게도 수건 스트레칭과 막대 스트레칭은 서로를 보완하는 운동입니다. 수건은 유연성을, 막대는 안정성을 강조합니다. 수건은 부드러움을, 막대는 확고함을 제공합니다. 이상적인 루틴은 두 가지를 함께 하는 것입니다. 하루는 수건, 다음 날은 막대. 또는 한 세션 안에서 수건 스트레칭 5분, 막대 스트레칭 5분. 이렇게 하면 어깨의 움직임을 케어할 수 있습니다.

오늘부터 어깨통증과 이별합니다

48
어깨를 받쳐주는
의자 스트레칭

현대인의 어깨는 늘 지쳐 있습니다. 하루 종일 컴퓨터 앞에 앉아 구부정한 자세로 일하고, 스마트폰을 들여다보며 고개를 숙이는 시간이 길어질수록 어깨는 점점 더 무거워지죠. 어느 순간 고개를 돌리기도, 팔을 들어 올리는 것도 힘들어지는 순간이 찾아옵니다. 그때에야 비로소 우리는 깨닫게 되죠. 어깨 건강이 얼마나 소중한 지를 말입니다. 그래서 이번에는 사무실이나 교실에서도 쉽게 할 수 있는 스트레칭을 하나 소개할게요. 주변에서 손쉽게 구할 수 있는 의자를 이용한 스트레칭입니다.

의자 스트레칭의 과정

평범한 의자 하나로 어깨 스트레칭을 할 수 있습니다. 특별한 도구도, 넓은 공간도 필요 없어요. 사무실에 있는 의자 하나면 충분합니다. 평소 앉아 있던 의자에서 일어나 의자 뒤에서 스트레칭을 할 수 있다는 건 짜릿한 아이디어랍니다. 이것이 바로 이 스트레칭의 가장 큰 장점이거든요. 헬스장에 가야 한다는 부담감도, 요가 매트를 깔아야 한다는 번거로움도 없답니다. 그저 의자 앞에 서서 몇 분만 투자하면 됩니다. 솔직히 하루 종일 의자에 앉는 것만큼 허리와 어깨에 해로운 자세가 없거든요.

'시계추 운동'을 응용한 스트레칭의 동작을 살펴보면, 첫째, 허리를 90도로 숙이고 의자 등받이를 잡은 채 한쪽 팔을 쭉 뻗어 상체를 늘이는 것이 핵심입니다. 반대쪽 팔은 힘을 빼고 지면과 수직이 되도록 늘어뜨립니다. 둘째, 아래로 내린 팔을 마치 시계추를 돌리듯 부드럽게 빙빙 돌립니다. 이 동작은 시계 방향으로 10~20회, 반시계 방향으로 10~20회 반복합니다. 셋째, 이번에는 팔을 바꾸어서 똑같이 진행합니다. 이 자세는 단순해 보이지만, 굳어 있던 어깨와 등 근육을 깨우는 마법 같은 효과를 가져옵니다. 처음에는 몸이 뻣뻣해서 내려가지 않을 수도 있습니다. 그래도 낙담하지 말고 조금씩, 천천히, 자기 몸이 허락하는 만큼 움직이면 됩니다.

오늘부터 어깨통증과 이별합니다

작은 습관이 만드는 큰 변화

의자 스트레칭의 진정한 가치는 지속 가능성에 있습니다. 아침에 일어나서, 점심시간에 잠깐, 혹은 저녁 퇴근 후 집에 돌아와서 간단하게 할 수 있으니까요. 특별한 날을 정해 운동하는 것이 아니라 일상의 루틴으로 자연스럽게 녹아들 수 있는 운동입니다. 어깨는 우리 몸에서 가장 광범위하게 움직일 수 있는 관절이지만, 동시에 가장 불안정한 관절이기도 하죠. 그렇기에 평소 관리가 무엇보다 중요하답니다. 통증이 심해져서 병원을 찾는 것보다 매일 몇 분씩 투자해서 예방하는 것이 훨씬 현명한 선택이겠죠? 하루 중 단 몇 분이라도 온전히 나의 몸에 집중하는 시간을 갖는다면, 단순히 신체 건강을 넘어서는 자기 위로의 의미를 지닐 것입니다.

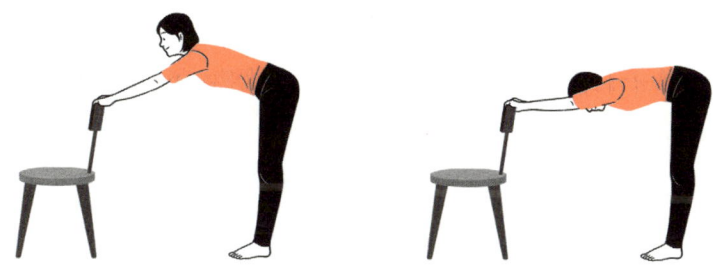

의자 이용하여 허리 숙이기

바쁜 일상에서 잠시 멈춰 서서 내 몸의 상태를 확인하고, 스스로 돌보는 행위는 의자가 단순히 앉는 용도로만 쓰이지 않는다는 것을 깨달을 때 시작됩니다. 의자 하나로 시작하는 어깨 스트레칭은 거창한 운동 계획이나 비싼 PT 수업 없이도 건강을 지킬 수 있다는 것을 보여줍니다. 중요한 것은 도구나 장소가 아니라 실천하려는 의지겠죠. 오늘부터라도 의자 앞에 서서 몇 번의 스트레칭으로 어깨에 휴식을 선물해 본다면 어떨까요? 아마 가벼워진 어깨와 함께 마음도 한결 가벼워질 것입니다.

49
고무줄 근력 운동의
여러 동작

　말씀드렸다시피 어깨 통증을 유발하는 대표적인 질환에는 어깨 충돌증후군과 석회성건염, 오십견, 회전근개파열이 있습니다. 어깨 관절은 우리 몸에서 360도 관절 가동 범위를 가진 유일한 관절이라 할 수 있어요. 따라서 질환에 따라 통증뿐만 아니라 어깨의 운동 범위가 줄어들 수밖에 없지요. 우선 스트레칭으로 시작해서 통증이 사라지면 근력 운동으로 나아가는 전략이 좋습니다. 만약 근력 운동을 하다가 다시 통증이 발생하면 원점, 즉 스트레칭으로 다시 돌아가야 하고요. 이후 통증이 호전되면 다시 근력 운동으로 넘어가야 합니다. 이처럼 스트레칭과 근력 운동은 쌍두마차처럼 나란히 가야 합니다. 힘들다고 근력 운동을 건너뛰어선 안 됩니다. 이번 장에서는 앞 장에 이어 고무줄을 사용해서 할 수 있는 여러 근력 운동 동작을 배워보도록 하겠습니다.

참고로 운동 효과를 보기 위해서 스트레칭과 운동 전후에 일정한 루틴을 갖는 것도 좋은 방법인데요. 운동 전에는 온찜질을, 운동 후에는 냉찜질을 하는 것이 도움이 됩니다. 온찜질은 운동하기 전 어깨 근육을 전반적으로 풀어주고 혈류를 활성화하는 데 좋고요. 냉찜질은 운동이 끝난 뒤 어깨 근육에 몰린 열을 식히고 혹시라도 근육에 발생할 수 있는 급성 손상이나 염증, 부기를 낮춰 줍니다. 또한 뻐근한 어깨를 식혀서 통증을 완화하는 효과도 주죠. 특히 냉찜질은 운동 직후 10~30분 이내에 하는 게 좋고요. 한 번에 15~20분은 넘기지 않도록 주의해야 합니다. 온찜질을 할 때는 핫팩 온도를 조절하여 자칫 화상의 위험이 없도록 주의하고, 냉찜질을 할 때는 동상을 방지하기 위해 얼음팩을 수건으로 감싸서 사용하는 것이 좋습니다.

내회전 운동과 외회전 운동

고무줄 근력 운동은 고무줄을 사야 한다는 부담이 있을 수 있어요. 온라인에 보시면 고무줄이나 밴드가 2~3만 원이 넘지 않으니 너무 고가의 제품을 구입하실 필요는 없습니다. 고무줄을 이용하여 근력 운동을 할 때는 하루에 3번 이상, 각각 10~15회 반복하여 어깨를 충분히 늘려주는 게 필요합니다. 고무줄을 이용한 근력 운

오늘부터 어깨통증과 이별합니다

동은 대표적으로 어깨 회전근개의 근력을 강화하는 운동인데요. 방식에 따라 내회전 운동과 외회전 운동, 전방 굴곡 운동으로 나뉩니다. 각각 목적과 방식이 다르기 때문에 운동을 시작하기에 앞서 충분히 내용을 숙지하시고 도전하시기 바랍니다.

먼저 내회전 운동법을 살펴보겠습니다. 첫째, 고무줄의 길이가 30~50cm 정도 되게 하고, 허리 높이로 문에 단단히 묶어 고정합니다. 팔꿈치가 직각인 상태에서 고무줄을 잡고 겨드랑이에 작은 수건을 끼웁니다. 둘째, 고무줄을 배쪽으로 서서히 당겨줍니다. 통증이 없는 정도까지 당기고, 최대 위치에서 5~10초간 머물면서 어깨에 긴장을 줍니다. 셋째, 최대한 당긴 상태에서 천천히 힘을 빼고 원상태로 돌아갑니다. 이 동작을 하루 10~20회, 2~3세트 반복하면서 회전근개 근육을 강화합니다. 외회전 운동법은 내회전 운동법과 거의 동일한 방식이지만, 고무줄을 몸의 안쪽이 아닌 바깥쪽으로 당긴다는 점에서 차이가 납니다.

고무줄 근력 운동을 할 때 유의하셔야 할 점은 고무줄을 늘일 때 천천히, 느린 속도로 하고 몸의 반동을 이용하지 않는 게 중요합니다. 다시 첫 번째 자세로 돌아갈 때는 고무줄의 탄성에 저항하면서 천천히 원위치로 돌아갑니다. 고무줄의 탄성을 잘 이용하시되 힘을 너무 급격히 빼서 고무줄이 확 쪼그라들지 않도록 주의하셔야 합니다. 모든 운동은 느리게, 일정한 속도로 시행하되 처음부터 너무 욕심을 부려선 안 됩니다. 말씀드린 대로 운동 전에는 온찜질, 운동 후에는 냉찜질을 하면 근육을 푸는 데 도움이 됩니다.

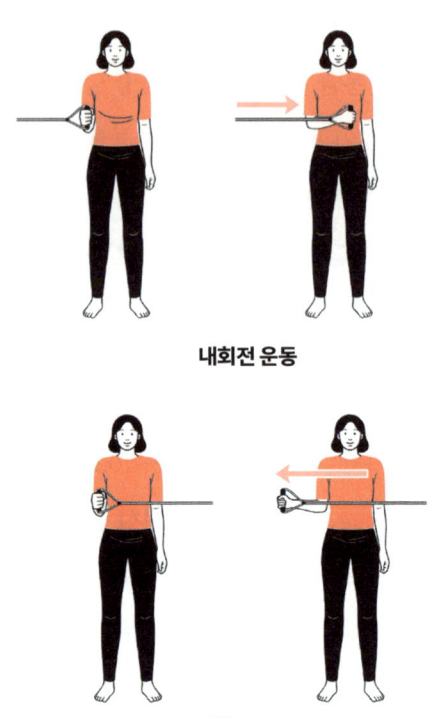

내회전 운동

외회전 운동

전방 굴곡 운동

이번에는 고무줄을 이용하여 전방 굴곡 운동을 해보겠습니다. 첫째, 고무줄 한쪽 끝을 발로 밟아 고정합니다. 이때 고무줄에 끼이지 않도록 양말이나 슬리퍼를 신는 것도 좋습니다. 둘째, 고무줄의 반대쪽 끝을 잡고 엄지가 위로 향하게 하여 마치 만세를 하듯 아픈 팔을 60~90도 정도 들어 올려줍니다. 통증이 없는 정도까지 들어 올려 5~10초간 유지합니다. 이때 호흡을 들이마신 상태에서 숨을 참습니다. 셋째, 천천히 원상태로 돌아갑니다. 고무줄을 내려놓을 때는 너무 확 당겨져서 고무줄이 허벅지나 무릎을 치지 않도록 주의합니다. 이 동작을 하루 10~20회, 2~3세트 반복합니다. 이 동작을 앞이 아닌 옆으로 들어올릴 수도 있습니다.

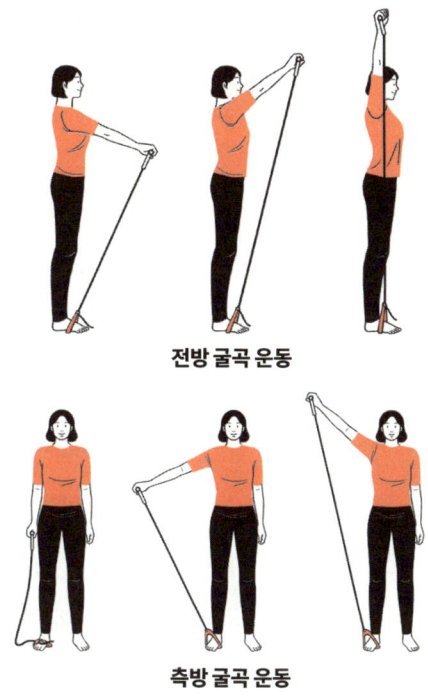

전방 굴곡 운동

측방 굴곡 운동

고무줄 근력 운동을 할 때 자칫 주변에 부딪힐 수 있는 물건이나 가구, 가전제품은 치워놓는 게 좋습니다. 지금까지 고무줄을 가지고 간단히 근력 운동을 할 수 있는 동작을 살펴보았습니다. 근력 운동에 있어 가장 중요한 부분이 꾸준한 반복과 관리입니다. 어깨 근력 운동으로 현명하게 어깨 건강을 지키시기 바랍니다.

50
하루 종일 책상에 앉아 있는 나, 괜찮은 걸까?

현대인의 삶에서 의자는 필수불가결한 존재가 되었습니다. 어느 덧 하루 8시간 이상, 길게는 10시간 이상 책상과 컴퓨터 앞에서 시간을 보내는 데 익숙해졌습니다. 좌식문화와 함께 우리 몸, 특히 우리 어깨에는 예상치 못한 변화가 일어났습니다. 흔히 어깨 통증이라 하면 격렬한 운동이나 무리한 노동, 잦은 어깨 사용을 떠올릴 수 있지만, 사실 가장 정적인 자세이자 가장 편안한 자세인 '앉아 있기'가 어깨 건강의 가장 큰 적이 될 수 있습니다. 이는 최근 '의자의 역설'로 받아들여지고 있죠.

오늘부터 어깨통증과 이별합니다

자세의 함정, 앞으로 굽은 어깨

흔히 장거리 노선 좁은 비행기 좌석에 앉아 8시간 이상 이동하지 않고 있는 승객들에게 발생하는 '이코노미클래스 증후군(Economy Class Syndrome)'이 한때 사회적 이슈로 불거졌던 적이 있었죠. 이는 다닥다닥 붙은 의자에 앉아서 장시간 움직이지 않으면 혈액순환이 정체되고 혈전이 혈관을 막아 생기는 '심부정맥혈전증(DVT)'을 가리키는 용어였습니다. 이처럼 의자는 가장 편안한 자세이면서 동시에 건강에 가장 위험한 자세이기도 하답니다.

의자는 어깨 건강에도 적지 않은 악영향을 미칩니다. 한 자리에 장시간 앉아 있다 보면 목과 허리의 정상적인 S자 곡선이 무너지고, 자연스럽게 머리가 앞으로 빠지는 거북목과 어깨가 안으로 말리는 라운드 숄더 자세가 발생합니다. 이 자세는 어깨 관절에 치명적이고 지속적인 역학 변화를 일으킵니다. 먼저 어깨가 앞으로 굽으면 견봉과 상완골두 사이의 공간이 점점 좁아집니다. 척추든 어깨 관절이든 뭐든 좁아지는 건 위험한 징후입니다. 이 작은 틈 사이로 지나가는 회전근개 힘줄이 반복적으로 찝히게 되면서 손상과 염증이 일어날 수 있습니다.

이뿐 아닙니다. 근육과 인대에도 타격을 줄 수 있죠. 목과 어깨를 지탱하는 승모근과 견갑거근은 과도하게 긴장하고 짧아지는 반면, 등 뒤쪽의 능형근이나 하부 승모근 등은 이완되어 약화됩니다. 이로 인해서 근육의 불균형이 심화되고, 어깨 관절의 불안정성이 증가하면서 충돌증후군으로 쉽게 진행하기 쉽습니다. 어깨 근육과 힘줄이 장시간 부동 상태로 있다 보면 국소적인 혈류 순환이 저하되고, 혈액 공급이 원활하지 않으면 힘줄의 영양 공급과 노폐물 배출이 어려워지면서 힘줄 조직의 퇴행성 변화를 가속화합니다.

어깨 건강을 위한 실천적 제언

만성적인 좌식 생활의 덫에서 벗어나기 위해 일상에서 어떤 습관을 실천할 수 있을까요? 제일 먼저 의자에서 정기적으로 일어나 가볍게 몸을 푸는 동작을 실천하는 것입니다. 이른바 '30분 규칙'이라고 하는데요. 30분에 한 번씩 자리에서 일어나 스트레칭을 하거나 1분이라도 걸어주는 것이죠. 환경을 내 어깨와 눈높이에 맞춰주는 것도 자세를 교정하는 데 도움이 됩니다. 모니터 높이를 눈높이에 맞추고, 허리에는 쿠션을 대어 요추의 정상적인 전만을 유지하도록 노력해야 합니다. 등 근육(하부 승모근, 능형근)을 강화하는 운동을 일상 중간에 짧게 반복하여 어깨를 뒤로 당기고 펴주는 습관을 들여야 합니다.

어깨 통증을 나이 들어서, 혹은 힘들게 일해서 생기는 것이라 치부하기 전에 먼저 하루 종일 우리를 지탱해 준 의자 위에서 자신의 자세부터 점검해야 합니다. 축복 같은 통증의 경고를 무시하지 말고, 바른 자세와 규칙적인 움직임을 통해 어깨 건강을 지켜나가야 할 것입니다.

51

턱관절도 어깨를
아프게 한다

우리 몸은 하나의 오케스트라와 같습니다. 수많은 악기(장기, 근육, 뼈)가 조화롭게 움직여 하나의 완벽한 음악을 만들어내죠. 머리부터 발끝까지 모든 것은 섬세하게 연결되어 서로에게 영향을 미치는 하나의 유기적인 우주입니다. 이 거대한 구조의 균형을 잡는 가장 높은 곳, 마치 연주를 시작하는 첫 번째 도미노처럼 중요한 곳이 바로 턱관절과 연결된 목뼈 1번(환추)과 2번(축추)입니다. 이 부위는 우리 몸의 최상층 스위치와 같습니다. 평소에는 그 존재를 잘 인식하지 못하지만, 이곳의 미세한 움직임이 전체 균형을 좌우합니다. 특히 어깨 근육에도 적잖은 영향을 미치는 게 턱관절이랍니다.

기우는 머리, 뒤틀리는 어깨

삶의 무게나 습관 때문에 턱관절의 균형이 아주 조금, 아주 미세하게 틀어지는 순간이 있습니다. 마치 오케스트라의 지휘봉이 살짝 엇나가는 것처럼 말이죠. 이 작은 틀어짐은 곧바로 머리의 미세한 기울임으로 이어집니다. 우리 몸은 경이롭게도 이 불균형을 용납하지 않습니다. 무의식은 재빨리 '머리를 수평으로 맞춰야 한다!' 라고 명령합니다. 마치 뱃머리가 기울어지면 선장이 즉각 돛을 조절하듯, 몸은 이 기울어진 머리를 수평으로 맞추기 위해 목 아래의 구조들은 우리도 모르게 움직이기 시작합니다.

머리를 똑바로 세우려는 몸의 필사적인 노력은 목 아래의 근육과 뼈에 연쇄적인 영향을 미칩니다. 머리를 수평으로 맞추기 위해 어깨높이가 미묘하게 달라지는 게 바로 이 때문이죠. 한쪽 어깨는 올라가고, 다른 쪽 어깨는 내려가면서 우리의 시선만이라도 평행선을 유지하려 애씁니다. 문제는 바로 여기서 발생합니다. 어깨를 그 위치에 고정하고 머리의 기울기를 상쇄하기 위해 어깨 주변의 근육들이 과도하게 긴장하기 시작합니다. 특히 목과 어깨를 잇는 승모근 같은 근육들은 쉴 틈 없이 과부하를 견뎌야만 합니다. 이 근육들은 자신이 감당해야 할 무게와 긴장감 때문에 점점 돌덩이처럼 뭉치고 굳어갑니다. 결론적으로 턱관절 문제가 생기면 머리가 기울어지면서 어깨도 기울어지게 됩니다.

턱관절을 풀어주는 스트레칭

우리가 만성적인 어깨 통증이나 늘 달고 사는 지긋지긋한 결림이라고 느끼는 고통은 사실 우리 몸 가장 위에서 시작된 작은 불균형을 온몸으로 감당하고 있는 근육들의 비명일 수 있습니다. 턱관절의 미세한 틀어짐이 첫 번째 도미노를 넘어뜨린 결과, 어깨 근육은 쉴 새 없이 균형을 잡으라는 명령을 수행하느라 지쳐버린 것입니다. 가장 높은 곳의 균형이 무너지면, 아래에 있는 모든 것이 고통스러운 자세로 버텨야 합니다. 그러니 어깨 통증이 느껴질 때, 잠시 멈춰 서서 혹시 내 턱과 목의 최상층 스위치가 작은 SOS 신호를 보내고 있지는 않은지 몸의 속삭임에 귀 기울여 볼 필요가 있습니다.

직접적으로 어깨 근육과 관절을 풀어주는 스트레칭이 있다면, 턱관절을 풀어주는 스트레칭은 없을까요? 당연히 있죠. 턱관절을 이완하는 스트레칭에는 여러 가지가 있지만, 여기서는 지면의 제약으로 그중에서 가장 일반적이고 대중적인 한 가지 스트레칭만 소개하도록 하겠습니다. 턱관절 문제는 대부분 주변 근육(저작근)이 과도하게 긴장해서 발생하기 때문에 이 근육을 직접 풀어주는 것이 효과적입니다. 먼저 어금니를 꽉 깨물었을 때 볼록하게 튀어나오는 광대뼈 아래쪽 근육을 만집니다. 다음은 검지와 중지를 이용해 이 부위를 지그시 누르거나 부드럽게 원을 그리며 마사지합니다. 그렇게 5~10초 정도 시행합니다. 이 동작을 5~10회 정도 반복합니다.

스트레칭과 함께 일상 속 턱관절을 보호하기 위한 습관도 실천해야 합니다. 오징어, 껌, 쥐포처럼 딱딱하고 질긴 음식은 되도록 피하는 게 좋습니다. 이런 음식들은 턱관절에 과도한 힘을 주어 부담을 줄 수 있기 때문입니다. 바른 수면 자세도 턱관절에 영향을 미칩니다. 엎드려 자거나, 한쪽 턱을 괴고 자는 습관은 턱관절에 부담을 주므로 천장을 보고 바로 누워 자는 것이 좋습니다. 독서나 컴퓨터 사용 시 턱을 앞으로 내밀거나 턱을 괴는 습관을 반드시 고쳐야 합니다. 쓸데없이 이를 악물거나 무의식중에 턱에 힘을 주는 자세를 버리고 의식적으로 턱에 힘을 풀도록 노력합니다. 본인이 밤에 심한 이갈이가 있다면 턱관절을 위해 전문적인 상담과 치료가 필요합니다.

52
선샤인 온 마이 숄더, 건강한 어깨의 즐거움

오십견을 겪은 환자분이라면 누구나 압니다. 그 고통이 얼마나 깊은 어둠이었는지를, 빗장처럼 굳은 어깨는 단순한 통증이 아니라 차라리 일상 전체를 마비시키는 차가운 감옥 같다는 것을 말이죠. 브리즈망 시술이 굳어진 유착을 풀어 물리적인 자유를 선사했다면, 꾸준한 재활과 관리는 그 자유를 정서적 안정으로 바꿔줍니다. 저는 환자분에게 입버릇처럼 말합니다. 치료보다 재활과 관리가 더 중요하다고 말이죠. 어깨는 주인을 알아보고 주인의 관심을 받으며 살아가는 존재라고, '어깨는 받는 만큼 주는 존재'라고 말입니다.

소중한 자유를 지키는 약속

존 댄버의 「선샤인」이라는 팝송에는 이런 가사가 나오죠. "어깨에 내려앉은 햇볕은 나를 행복하게 하네(Sunshine on my shoulder makes me happy)." 어깨 건강은 한 번 되찾았다고 해서 영원히 보장되는 건 아닙니다. 행여 여러분 중에 어깨 건강이 마치 자격증이나 운전면허증처럼 한 번 따놓으면 계속 자동 갱신되는 거라고 착각하시는 분이 계신가요? 그런 요행은 일어나지 않습니다. 어깨 건강에 어디에서나 통하는 마법의 치트키 같은 비결은 없습니다. 다시 찾은 자유, 오랜만에 어깨에 깃든 이 소중한 행복을 지키기 위해 여러분은 매일 다음과 같은 네 가지 약속을 실천해야만 합니다.

첫 번째는 '바른 자세'를 갖는 것입니다. 저는 어깨 통증의 원인은 밸런스에 있다고 생각합니다. 사실 밸런스가 몸 전체에 균형과 불균형을 결정하는 열쇠와 같다는 아이디어는 제가 정형외과 전문의로 수많은 환자를 만나 치료하고 수술하면서 부딪힌 거대한 벽 앞에서 좌절하고 무너진 경험으로부터 기인합니다. 치료받은 환자분이 단번에 통증을 해결하고 완치된 이후 다시 어깨 통증이 재발하여 병원을 찾을 때 저는 절망했습니다. '왜 이럴까? 왜 말끔하게 치료된 환자가 다시 병원을 찾는 걸까?' 이 의문의 시발점은 밸런스라는 종착점에서 멈추었습니다. 결국 거북목이든 짝다리든 자세부터 바꾸지 않는 환자분은 얼마 되지 않아 다시 병원으로 돌아왔습니다.

'중심'을 깨우는 바른 자세를 가져야 합니다. 어깨의 통증은 대부

오늘부터 어깨통증과 이별합니다

분 목과 등으로 이어지는 라인, 즉 몸의 중심축이 무너지면서 발생합니다. 중심을 잃은 몸은 이를 보상하듯 어딘가 알게 모르게 다른 근육의 힘을 무리하게 끌어다 써야 하고 그 결과 무의식적인 경직과 긴장, 과도한 근육 뭉침이 생기게 되죠. 이건 자연의 이치이자 생체의 진리입니다. 이를 위해 '코어 인지'가 필요합니다. 허리를 붙들어주는 꾸준한 운동이 필요하고, 어깨와 목이 좌우 중심에서 이탈하지 않도록 밸런스 스트레칭을 해야 합니다. 앉아 있을 때 허리를 곧게 펴고, 턱을 살짝 당겨 목과 어깨가 일직선이 되도록 의식적으로 노력하세요. 스마트폰을 볼 때는 고개를 숙이지 말고 시선만 아래로 내리는 습관을 들여 목의 부담을 줄여보세요.

두 번째, 어깨는 팔을 움직이는 도구가 아니라 중심을 안정적으로 지탱하는 기반입니다. 굳어진 근육은 섬유처럼 얽혀 다시 유착을 만들려 합니다. 하루에도 몇 번씩 짧은 스트레칭으로 어깨와 관절낭을 부드럽게 풀어주어야 합니다. 이를 평소 의식적으로 실천하는 노력이 필요합니다. 건강한 어깨는 거저 주어지지 않습니다. 앞서 언급한 몇 가지 스트레칭 동작만으로 어깨를 이완하고 경직을 풀 수 있어요. 시간이 날 때마다 팔을 나란히 앞으로 뻗어 벽을 짚고 몸을 돌려 어깨 앞쪽을 늘리는 스트레칭, 수건을 이용해 아픈 팔을 반대쪽 팔로 끌어올리는 스트레칭 등을 수시로 반복합니다. 스트레스와 스트레칭은 같은 어원('당기다'라는 뜻)에서 나온 말입니다. 이이제이, 이열치열이라는 말이 있듯이, 일정한 당김을 가지고 다른 당김을 풀어내는 것이 스트레칭입니다.

어깨는 지우개 같아요

세 번째, 저는 환자분에게 종종 어깨가 지우개 같다고 말씀드려요. 지우개는 쓰면 쓸수록 닳아버리죠. 어깨도 마찬가지입니다. 많이 쓰면 그만큼 회전근개에 무리가 가고 해어지거나 구멍이 뚫리기 마련입니다. 쓸데없이 과도한 운동을 하지 마세요. 운동은 통증이 없는 범위 내에서 자주, 그리고 부드럽게 움직이는 것이 가장 중요합니다. '과부하'가 걸리는 운동은 되도록 하지 않는 게 좋아요. 과도한 유산소운동은 우리 몸에 '프리래디컬(free radical)'의 포화를 낳습니다. 아시다시피, 프리래디컬은 대표적인 노화와 암을 유발하는 물질입니다. 어깨도 움직임이 많을수록 젖산이 쌓이고 염증이 발생합니다.

어깨는 강한 회전력이 필요한 동작(야구 투구, 테니스 스매싱 등)에 취약합니다. 특히 회복기에는 과도한 무게를 드는 행동이나 무리한 반복 동작을 삼가야 합니다. 일상에서도 어깨에 과도하게 무리가 가는 동작은 되도록 피해야 합니다. 갑자기 무거운 물건을 머리 위로 들거나, 팔이 빠질 것처럼 무거운 짐을 나르는 일, 철봉이나 높은 기물을 손으로 잡고 매달려서 힘을 쓰는 행동, 통증을 참으며 과격한 운동을 지속하는 행위 등은 하지 말아야 합니다. 어깨가 피로하다고 느껴지면 즉시 휴식을 취하고, 모든 운동은 점진적으로 강도를 높입니다.

마지막으로 어깨를 쓰는 운동이나 과도한 활동을 한 뒤에는 근육을 풀어주는 마무리 운동을 꼭 해야 합니다. 혈액순환이 원활해야 염증 물질이 배출되고 근육이 이완됩니다. 하루 1~2회, 따뜻한 찜질이나 샤워를 통해 어깨 주변 근육의 온도를 높여주는 게 좋습니다. 특히 잠자리에 들기 전 따뜻한 온열 요법은 밤사이 근육의 긴장을 풀어 통증을 예방하는 데 큰 도움이 됩니다. 되찾은 일상의 소소한 기적은 사소한 관리에서 비롯됩니다. 이것만 기억하세요. 평소 무리하지 말고, 무리했다면 꼭 풀어주고, 아무 일 없어도 정기적으로 병원에서 진단받을 것. 여러분의 어깨를 응원합니다. 감사합니다.

어깨에 실린 무게는 함께 나눠지면 그만큼 가벼워집니다

어깨에 실린 무게는 함께 나눠지면 그만큼 가벼워집니다. 어깨는 단지 팔을 움직이기 위한 관절이 아닙니다. 어깨에는 우리가 짊어진 삶의 무게, 말하지 못한 감정의 짐, 포기하지 않고 견뎌온 시간이 고스란히 얹혀 있습니다. 그런데 언제부터인가 어깨가 아파옵니다. 어깨가 아프다면, 단지 근육이나 힘줄이 다친 게 아니라 어쩌면 삶의 균형이 무너졌다는 신호일지도 모릅니다. 어깨가 누적된 삶의 무게를 오롯이 혼자서 짊어졌던 건 아니었을까요?

혼자 짊어질 필요 없습니다. 의학적으로는 '통증'이지만, 삶의 언어로는 '부담'이고, 마음의 언어로는 '외로움'일 때가 있어요. 우리는 종종 너무 오래, 너무 혼자서, 그 무게를 감당하려 애쓰고 있는지 모르겠습니다. 팔이 움직이려면, 여러 근육과 인대, 관절이 서로 기대며, 서로 조응하며 함께 움직여야 합니다. 어깨와 허리, 어깨와 목이 함께 이어져 있는 것도 서로 밀어주고 당겨주고 끌어주는 관계임을 보여주는 구조입니다. 한쪽이 모든 부담을 지면 결국 파열이 생기고 통증이 시작됩니다. 어깨의 부담은 밸런스 있게 나뉘어야 합니다.

사람도 그렇습니다. 누군가와 함께 나눌 때 비로소 건강해집니다. 고통을 나누면 아픔이 줄어들고, 책임을 나누면 부담이 적어집니다. 어깨 통증이 우리에게 말하는 것도 결국 이 한마디일지 모릅니다. "혼자 버티지 말라." 여러분이 지고 있는 어깨의 무게를 온전히 대신할 수는 없지만 제가 그 일부를 대신 지고 싶습니다. 여러분의 어깨는 너무 오래 버텼습니다. 자그만 이 책을 통해 여러분의 무거운 어깨에 작은 도움이 되고 싶습니다.

여러분의 어깨가 다시 부드럽게 움직이기를, 무거운 짐 대신 가벼운 숨결이 실리기를, 그래서 여러분의 삶이 다시 한번 따뜻하게 펼쳐지기를 바랍니다. 어깨에 실린 무게는 함께 나눌 때 정말로 가벼워집니다. 그리고 그 순간 몸의 통증뿐 아니라 마음의 통증도 함께 풀리기 시작할 것입니다. 여러분의 인생과 어깨를 함께 응원합니다. 감사합니다.

부록 1

어깨 통증 제로,
5분 데일리 리셋 가이드

"당신의 어깨 수명을 늘리는 가장 완벽한 5분"

"어깨 통증, 치료는 어렵지만 스트레칭은 너무 쉽습니다!" 어려운 운동이 아닙니다. 일상 속에서 가장 안전하게, 누구나 따라 할 수 있는 '어깨 리셋 공식'을 담았습니다. 무너진 어깨 라인을 바로잡고 통증 없는 일상을 만드는 기적, 지금 바로 시작하세요.

[QR 코드 스캔 안내]
QR코드를 스캔하시면, 각 스트레칭별로 정확한 동작과 시연이 담긴 영상을 확인하실 수 있습니다. 글로 읽는 것을 넘어, 정확한 동작으로 당신의 어깨를 치유하세요.
※ 주의: 너무 시원해서 매일 스캔하게 될지도 모릅니다.

거북목 탈출 하루 1분 목 스트레칭
(뒷목 누르기)

난이도 ★

① 양손에 손가락 두 개를 이용해 목 뼈를 지그시 눌러줍니다.
② 목뼈를 누르면서 고개를 뒤로 젖혀 5초 정도 유지합니다.
※ 이때 목뼈를 밀어 C 커브를 만들어 준다는 느낌으로 눌러줍니다

어디서든 가능한
어깨 올림 근육 스트레칭

준비물: 의자

난이도 ★

① 허리를 바르게 세우고 의자에 앉습니다.
② 오른손으로 의자를 잡고 왼손으로 오른쪽 머리 뒤쪽을 잡습니다.
③ 머리를 왼쪽으로 45도 돌려서 천천히 아래로 당겨 10초 정도 유지합니다.
④ 반대쪽도 동일하게 진행합니다.

※ 스탠딩 자세: 오른손을 열중 쉬어 자세를 유지하고 나머지는 동일한 동작으로 스트레칭을 합니다.

누워서 턱 당기기 운동

준비물: 수건

난이도 ★

① 머리 뒤쪽에 수건을 3번 정도 접어서 받친 후 편안하게 눕습니다.
② 머리 뒷부분을 수건 쪽으로 밀면서 동시에 턱을 안으로 당깁니다.
③ 목뒤로 늘여주는 느낌으로 턱을 당겨 주시고 10초 정도 유지해 줍니다.
④ 이 동작을 여러 번 반복해 줍니다.

승모근 스트레칭

준비물: 의자

난이도 ★

① 우측 손으로 의자를 잡습니다.
② 좌측 손으로 반대편 머리를 잡고 최대한 옆으로 기울이면 됩니다.

③ 늘어나는 느낌으로 10초 정도 유지해 줍니다.
④ 반대쪽도 동일하게 진행합니다.

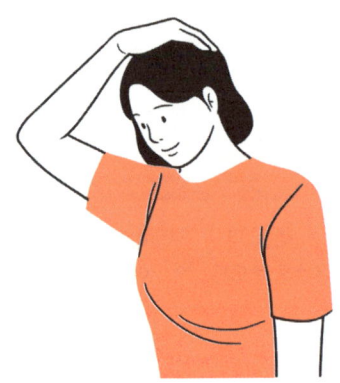

목과 어깨 통증에 좋은 상체 정렬 스트레칭(브릴 치킨)

난이도 ★★

① 턱을 가슴 쪽으로 당겨 목 뒷부분이 늘어나도록 합니다.
② 양손을 어깨너비로 벌려 가슴을 내밀고

어깨뼈를 등 쪽으로 모아 조여줍니다.
③ 양손을 바깥으로 돌려 날개뼈를 모으듯 어깨 뒤로 천천히 밀어줍니다.

오늘부터 어깨통증과 이별합니다

거북목 스트레칭

준비물: 폼롤러   난이도 ★★

① 폼롤러를 세로로 두고 끝부분이 목뒤에 오도록 눕습니다.

② 고개를 좌우로 천천히 돌리며 목뒤 긴장된 근육을 풀어줍니다.

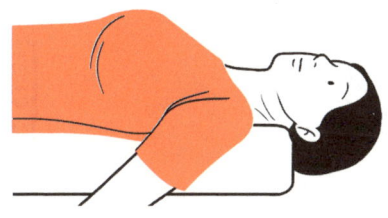

가슴 근육 펴기 운동

난이도 ★★

[상부 파트]
① 벽의 모서리 사이에 섭니다.
② 팔을 들어 올려서 어깨 높이까지 오게 합니다.
③ 한쪽 발을 앞으로 내밀면서 몸을 앞으로 내밀어 가슴근육이 펴질 때까지 진행합니다.

[하부 파트]
① 조금 전 시행한 자세에서 팔을 들어 올려서 어깨 높이 위쪽까지 오게 합니다.
② 한쪽 발을 앞으로 내밀면서 몸을 앞으로 내밀어 가슴근육이 펴질 때까지 진행합니다.

가슴 활짝 펴기 운동

난이도 ★★

① 발목은 세우면서 무릎은 구부리고 양측 팔은 편 상태로 엎드린 자세를 합니다.
② 한쪽 팔을 접어서 뒤통수에 둡니다.
③ 몸 안쪽에서 바깥쪽으로 회전하면서 가

슴을 활짝 편다는 느낌으로 스트레칭을 합니다. (이때 골반은 움직이지않도록 합니다.)
④ 반대쪽도 동일하게 진행합니다.

팔꿈치로 원을 그리는 운동

난이도 ★

① 두 손으로 어깨를 잡습니다.
② 팔꿈치를 앞에서 뒤로 움직이면서 원을 그리듯이 부드럽게 돌리면 됩니다.

③ 10회 반복하고 쉬었다가 다시 하면 됩니다.
※ 이때, 뒤로만 돌리고 앞으로는 돌리지 않습니다.

삼각근 스트레칭

난이도 ★

① 왼쪽 팔을 쭉 폅니다.
② 반대쪽 손으로 좌측 팔꿈치를 잡고 좌측 팔을 편 상태로 몸 안쪽으로 지긋이 당겨줍니다.

③ 이때 고개를 좌측으로 돌려주면 더 스트레칭이 될 수 있습니다.
④ 통증이 있으면 거기까지 멈춥니다.
⑤ 반대쪽도 동일하게 진행하면 됩니다.

오늘부터 어깨통증과 이별합니다

어깨 으쓱 운동

난이도 ★

① 앉은 상태에서 어깨를 위로 올렸다가 다시 내리는 동작을 반복합니다.
② 올릴 때는 숨을 들이쉬고, 내릴 때는 숨을 내쉽니다.
③ 올릴 때는 어깨가 귀에 닿는 느낌으로 최대한 올리시고 내릴 때는 툭 떨어뜨리면 됩니다.

어깨 내회전 스트레칭

준비물: 베개

난이도 ★

① 먼저, 어깨 높이 정도의 베개를 베고, 아픈 어깨가 바닥으로 향하도록 옆으로 눕습니다.
※ 이때 등을 벽에 밀착하는 것이 좋습니다.
② 팔꿈치를 90도로 구부린 뒤 반대쪽 손으로 아픈 어깨의 손목을 잡고 바닥으로 천천히 눌러 줍니다.
※ 팔꿈치가 움직이지 않도록 하는 것이 중요합니다.
③ 손이 최대한 바닥에 닿을 때까지 눌러서 30초 정도 유지한 뒤, 원래 자세로 돌아갑니다.

어깨 늘리기 운동

준비물: 의자

난이도 ★

① 의자를 앞에 두고 허리를 숙여서 한 손으로 의자의 등받이를 잡습니다.
② 팔을 아래쪽으로 힘을 주면서 엉덩이는 뒤로 점점 빼면서 어깨가 당겨진다는 느낌으로 하면 됩니다.
③ 10회를 반복하면 됩니다.

어깨 앞으로 밀어주기 스트레칭

준비물: 테이블, 의자

난이도 ★

① 아픈 쪽 팔을 책상 위에 펴서 올려주세요.
② 반대쪽 손을 아픈 어깨에 올리고, 아픈
   팔을 앞으로 천천히 밀어주세요.

③ 통증이 올 때, 반대쪽 손으로 아픈 어깨를
   지그시 누르며 30초 동안 버텨주세요.

※ 이 동작을 할 수 있는 만큼 여러 번 반복해 주세요.

손 깍지 끼고 팔 뒤로하기 운동

난이도 ★

① 양측 손을 깍지를 끼고 등 뒤로한 다음
   엉덩이에서 최대한 멀리 보냅니다.

② 10초 정도 유지하면 됩니다.

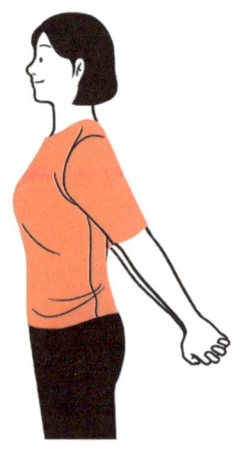

오늘부터 어깨통증과 이별합니다

어깨 외회전 & 내회전
강화 운동

준비물: 수건, 고무줄   난이도 ★★

① 고무줄의 길이가 30~50cm 정도 되게 하고, 허리 높이로 문에 단단히 묶어 고정합니다.
② 팔꿈치가 직각인 상태에서 고무줄을 잡고 겨드랑이에 작은 수건을 낍니다.
③ 통증이 없는 정도까지 당기고 최대 위치에서 5~10초간 유지한 뒤 천천히 원래 상태로 돌아갑니다.

IYT운동

준비물: 수건   난이도 ★★

[I 동작]
① I 동작으로 양 팔을 위로 쭉 펴서 올립니다.
② 이 상태에서 엄지를 위쪽으로 가게 하여 천천히 양팔을 들어 올립니다.
③ 끝에서 가볍게 10번 정도 흔들어주면 됩니다.

[Y 동작]
① Y 동작으로 양팔을 45도 정도 벌려서 다시 팔을 천천히 들어 올립니다.
② 끝에서 가볍게 10번 정도 흔들어주면 됩니다.

[T동작]
① T 동작으로 양팔을 옆으로 뻗어서 다시 팔을 천천히 들어 올립니다.
② 끝에서 가볍게 10번 정도 흔들어주면 됩니다.

척추·관절 통증 제로!
동영상 처방전

오른쪽 QR코드를 스캔하여 5분의 기적을 지금 바로 무료로 체험하세요.

부록 2

영상으로 배우는
오십견 브리즈망

"굳은 어깨를 깨우는 시간"

브리즈망(Brisement)이란?

어깨 관절에 초음파를 보면서 목에 국소마취 시행 후, 정형외과 전문의가 직접 어깨 관절을 풀어주고 움직이면서 굳어진 어깨 관절막을 부드럽게 해주는 시술입니다.

· 시술 시간: 약 10~15분 내외
· 핵심 효과: 통증 감소 및 어깨 움직임 즉각 개선
· 국소마취후 진행되어 불편함 없이 치료 가능

· 별도의 절개가 없어 부담 없는 치료
· 관절 손상 없이 부드럽게 풀어주는 치료
· 당일 치료 후 다음날 일상생활 가능
· 치료 당일부터 통증이 줄어들어 밤에 주무시기 편함

오늘부터 어깨통증과 이별합니다

가장 편안한 마음으로 시작하는 어깨 회복
이영석 원장의 세심한 브리즈망 가이드

믿고 기댈 수 있는
든든한 어깨 주치의가
여기 있습니다

대한민국이 주목하는
오십견 명의

어깨 통증 환자들의 마지막 희망,
이영석 원장이 밝히는 오십견의 모든 것

채널A <행복한 아침-닥터하우스> '오십견' 명의 출연

수술 없이 굳은 어깨를 펴는
오십견 질환 가이드

의학전문채널 <비온뒤> 출연

영상으로 보는
오십견 브리즈망의 모든 것

어깨 통증 치료, 브리즈망 시술을 영상으로 설명합니다

오십견 치료!
브리즈망 시술 A TO Z

당신의 어깨가 다시 움직이는 시간: 브리즈망 밀착 가이드

오십견 치료
3가지만 알면 끝!

완치를 향한 가장 확실한 치료를 제시합니다.

어깨의 봄을 깨우는 시간,
브리즈망 시술 미리보기

영상에서 실제 시술 강도와 과정을 직접 확인해 보세요.

[ASMR] 당신의 어깨가 다시
자유로워지는 소리

귀로 듣고 눈으로 안심하는 브리즈망

브리즈망 시술의 오해와 진실

브리즈망 시술에 부작용의 두려움 때문에 고민하시나요?
통증? 부작용? 의사가 직접 답하는 브리즈망의 모든 것

대한민국 브리즈망 주치의,
이영석 원장님이 직접 답하는 Q&A

자주 묻는 질문(FAQ)

기적 같았던 15분, 실제 환자가 들려주는
생생한 회복 영상

"밤에 잠도 못자고 어깨도 아파서 우울증까지 생겼어요"

"칼도 사용 못하고 랩도 못 쌀 정도로 어깨가 아파서 일하던
직장까지 그만두었지만, 시술 받고 많이 좋아져서 제 가게를
차렸어요"

"9개월 전부터 오십견 증상으로 밤에 잠도 못 자고 고생했
지만, 브리즈망 시술 받은 당일부터 진짜 오랜만에 단잠을 잤어요"

"브리즈망 시술이 아프다고 해서 망설였지만, 지금은 어깨 움직임이 훨씬 더 부드러
워졌어요"

"70% 이상 어깨통증이 좋아져서 지금은 스스로 운동도 하고 지내요"

"예전 어른들이 오십견은 그냥 두면 낫는다고 하던데, 절대 아닌 것 같아요"

어깨관절 가동범위 검사(ROM)
동영상 치료사례

진짜 이만큼 올라간다고요?

치료 전후 ROM
데이터가 말하는 진짜 효과

오늘부터 어깨통증과
이별합니다

1판 1쇄 | 2026년 4월 20일

지은이 | 이영석
펴낸이 | 박상란
펴낸곳 | 피톤치드

디자인 | 디디앤 김다은   교정 | 강지희
경영·마케팅 | 박병기
출판등록 | 제 387-2013-000029호
등록번호 | 130-92-85998
주소 | 경기도 부천시 길주로 262 이안더클래식 133호
전화 | 070-7362-3488
팩스 | 0303-3449-0319
이메일 | phytonbook@naver.com

ISBN | 979-11-92549-58-3(03510)